医药职业教育药学类专业特色实训教材

U0745978

天然药物学实训

供药学、中药制药技术、中药、药物制剂技术、
药品质量检测专业用

主　编　胡娟娟　闫志慧
副主编　戴　宇　王玉霞　雷世庸

中国医药科技出版社

内 容 提 要

  本书为医药职业教育药学类专业特色实训教材《天然药物学》的配套实训教程,内容包括植物学基本操作技能实训、天然药物显微鉴定专项实训、常用商品药材识别专项技能训练、天然药物鉴定技能综合考试四篇和附录。帮助读者掌握天然药物鉴定知识和培养读者天然药物鉴定能力。

  本书可供医药类高职高专层次药学、中药制药技术、中药、药物制剂技术、药品质量检测等专业使用,也可作为相关人员的参考书。

图书在版编目(CIP)数据

天然药物学实训/胡娟娟,闫志慧主编 . —北京:中国医药科技出版社,2014.1

医药职业教育药学类专业特色实训教材

ISBN 978 – 7 – 5067 – 6613 – 5

Ⅰ. ①天…   Ⅱ. ①胡… ②闫…   Ⅲ. ①生药学 – 高等职业教育 – 教材   Ⅳ. ①R93

中国版本图书馆 CIP 数据核字(2014)第 002884 号

美术编辑 陈君杞

版式设计 郭小平 邓 岩

出版 中国医药科技出版社

地址 北京市海淀区文慧园北路甲 22 号

邮编 100082

电话 发行:010 – 62227427 邮购:010 – 62236938

网址 www. cmstp. com

规格 787 × 1092mm $^1/_{16}$

印张 7 $^1/_2$

字数 139 千字

版次 2014 年 1 月第 1 版

印次 2023 年 1 月第 7 次印刷

印刷 三河市航远印刷有限公司

经销 全国各地新华书店

书号 ISBN 978 – 7 – 5067 – 6613 – 5

定价 19. 00 元

本社图书如存在印装质量问题请与本社联系调换

　　天然药物鉴定方法和操作技能是药学学生学习《天然药物学》、《中药鉴定技术》等课程必须掌握的技术。通过天然药物鉴定实训，使学生掌握常用天然药物鉴定方法和技能，具备对常用天然药物进行质量控制的能力。

　　本实训教材为理实一体化课程《天然药物学》的配套实训教程，内容包括植物学基本操作技能实训、天然药物显微鉴定专项实训、常用商品药材识别专项技能训练、天然药物鉴定技能综合考试四篇和附录。通过植物学部分基本操作技能实训，使学生掌握显微标本片的制作、显微特征观察与绘图的技能，为天然药物显微鉴定奠定基础；通过天然药物显微鉴定专项实训，使学生熟练掌握常用天然药物的显微鉴定方法；通过常用商品药材性状鉴定强化训练，使学生掌握常用天然药物的性状鉴定方法和技能，满足实际工作岗位基本要求；附录主要介绍显微镜操作使用规程、火试与水试鉴别的一般方法与原理、常用天然药物经验鉴别术语等，为学生学习天然药物鉴定知识和能力拓展提供帮助。

　　本教材为重庆医药高等专科学校的校内配套实训教材，药学、中药、中药制药技术、药物制剂技术等专业的实训项目均编载入内，由于各专业的教材有一定差异，故教学过程中可根据授课计划对实训项目以及实训顺序进行相应调整。

编者

2012 年 11 月

Contents 目 录

▎第一篇▎ 植物学基本操作技能实训

▶实训一　光学显微镜的使用与植物细胞 ⋯⋯⋯⋯⋯⋯⋯⋯⋯⋯⋯⋯⋯⋯⋯ 2

▶实训二　植物细胞后含物 ⋯⋯⋯⋯⋯⋯⋯⋯⋯⋯⋯⋯⋯⋯⋯⋯⋯⋯⋯⋯⋯ 6

▶实训三　保护组织与分泌组织 ⋯⋯⋯⋯⋯⋯⋯⋯⋯⋯⋯⋯⋯⋯⋯⋯⋯⋯⋯ 9

▶实训四　机械组织与输导组织 ⋯⋯⋯⋯⋯⋯⋯⋯⋯⋯⋯⋯⋯⋯⋯⋯⋯⋯⋯ 12

▶实训五　根、茎、叶、花、果实和种子的形态观察 ⋯⋯⋯⋯⋯⋯⋯⋯⋯⋯ 14

▶实训六　临时制片方法与显微绘图 ⋯⋯⋯⋯⋯⋯⋯⋯⋯⋯⋯⋯⋯⋯⋯⋯⋯ 17

▶实训七　水分测定仪的使用与药材水分的测定 ⋯⋯⋯⋯⋯⋯⋯⋯⋯⋯⋯ 21

▎第二篇▎ 天然药物显微鉴定专项实训

▶实训一　大黄的鉴定 ⋯⋯⋯⋯⋯⋯⋯⋯⋯⋯⋯⋯⋯⋯⋯⋯⋯⋯⋯⋯⋯⋯⋯ 26

▶实训二　黄连的鉴定 ⋯⋯⋯⋯⋯⋯⋯⋯⋯⋯⋯⋯⋯⋯⋯⋯⋯⋯⋯⋯⋯⋯⋯ 28

▶实训三　甘草的鉴定 ⋯⋯⋯⋯⋯⋯⋯⋯⋯⋯⋯⋯⋯⋯⋯⋯⋯⋯⋯⋯⋯⋯⋯ 30

▶实训四　天麻、半夏的鉴定 ⋯⋯⋯⋯⋯⋯⋯⋯⋯⋯⋯⋯⋯⋯⋯⋯⋯⋯⋯⋯ 32

▶实训五　麦冬的鉴定 ⋯⋯⋯⋯⋯⋯⋯⋯⋯⋯⋯⋯⋯⋯⋯⋯⋯⋯⋯⋯⋯⋯⋯ 34

▶实训六　厚朴的鉴定 ⋯⋯⋯⋯⋯⋯⋯⋯⋯⋯⋯⋯⋯⋯⋯⋯⋯⋯⋯⋯⋯⋯⋯ 36

▶实训七　黄柏的鉴定 ⋯⋯⋯⋯⋯⋯⋯⋯⋯⋯⋯⋯⋯⋯⋯⋯⋯⋯⋯⋯⋯⋯⋯ 38

▶实训八　番泻叶的鉴定 ⋯⋯⋯⋯⋯⋯⋯⋯⋯⋯⋯⋯⋯⋯⋯⋯⋯⋯⋯⋯⋯⋯ 40

▶实训九　红花的鉴定 ⋯⋯⋯⋯⋯⋯⋯⋯⋯⋯⋯⋯⋯⋯⋯⋯⋯⋯⋯⋯⋯⋯⋯ 42

▶ 实训十　　五味子的鉴定 ··· 44

▶ 实训十一　小茴香的鉴定 ··· 46

▶ 实训十二　麻黄的鉴定 ··· 48

▶ 实训十三　薄荷的鉴定 ··· 50

▶ 实训十四　茯苓、猪苓的鉴定 ··· 52

▎第三篇▎ 常用商品药材识别专项实训技能

▶ 实训一　根、根茎类药材性状鉴定训练 ····································· 56

▶ 实训二　茎木、皮、叶类药材性状鉴定训练 ······························· 60

▶ 实训三　花、果实、种子、全草类药材性状鉴定训练 ······················· 63

▶ 实训四　其他、动物、矿物类药材性状鉴定训练 ··························· 67

▶ 实训五　常用商品药材识别技能强化训练 ··································· 70

▎第四篇▎ 天然药物鉴定技能综合考试

▶ 项目一　药材识别技能考试 ··· 78

▶ 项目二　药材粉末临时装片与显微镜操作技能考试 ························· 80

▎附　录▎

▶ 附录一　光学显微镜操作使用规程 ··· 92

▶ 附录二　SH10A 型快速水分测定仪操作使用规程 ··························· 95

▶ 附录三　药材火试鉴别的一般方法与原理 ··································· 98

▶ 附录四　药材水试鉴别的一般方法与原理 ································· 101

▶ 附录五　常用天然药物经验鉴别术语 ····································· 105

第一篇

植物学基本操作技能实训

实训 一 光学显微镜的使用与植物细胞

【实训目标】

1. 了解光学显微镜的构造，会正确使用光学显微镜。
2. 学会用表面制片方法制作临时标本片。
3. 在光学显微镜下观察植物细胞的基本结构，并绘出细胞结构图。

【实训材料准备】

1. 洋葱等。
2. 光学显微镜、双面刀片、载玻片、盖玻片、镊子、吸水纸、解剖针等。
3. 蒸馏水、稀碘溶液等。

【实训内容】

（一）光学显微镜的各部件识别

（二）光学显微镜的使用

1. 低倍物镜（低倍镜）的使用。
2. 高倍物镜（高倍镜）的使用。

（三）光学显微镜养护和注意事项

（四）观察洋葱鳞叶表皮细胞

1. 表面制片法制作洋葱鳞叶表皮细胞临时标本片。
2. 观察及绘图。

【实训步骤】

（一）光学显微镜各部件认识

1. 机械部分

镜座、镜柱、镜臂、镜筒、物镜转换器、载物台、标本移动尺、粗调节螺旋、细调节螺旋、聚光器调节螺旋等。

2. 光学部分

目镜（一般用 10×）、物镜（一般低倍镜用 10×、高倍镜用 45×、油镜用 100×）、聚光器（分为聚光镜、虹彩光圈）、反光镜（有平面镜、凹面镜）。

（二）光学显微镜的使用方法

程序：取镜→对光→放置标本片→使用低倍镜

1. 取镜

显微镜从显微镜柜或镜箱内拿出时，要用右手紧握镜臂，左手托住镜座，平稳地将显微镜搬运到实训桌上。

2. 放镜

将显微镜放在自己身体的左前方，离桌子边缘约 10cm 左右，右侧可放实训报告本或绘图纸。

3. 对光

上升聚光镜至载物台水平，打开光栏，将低倍镜（10×物镜）转至镜筒的正下方（用转盘听到"嗒"一声），转动反光镜，同时眼睛从目镜内观察，直至出现明亮均匀的视野。

4. 低倍镜观察

镜检任何标本都要养成先用低倍镜观察的习惯（因为低倍镜视野较大，易于发现目标和确定检查的位置）。将标本片放置在载物台上，用标本夹夹住，移动推动器，使被观察的标本处在物镜正下方，转动粗调节旋钮，使物镜调至接近标本处，用目镜观察并同时用粗调节旋钮慢慢调节载物台，直至物像出现，再用细调节旋钮使物像清晰为止。用推动器移动标本片，找到欲观察物并将它移到视野中央进行观察。

5. 高倍镜观察

在低倍物镜观察的基础上转换高倍物镜。较好的显微镜，低倍、高倍镜头是同焦的，在转换物镜时要从侧面观察，避免镜头与玻片相撞。然后从目镜观察，缓慢调节细调节旋钮，直至物像出现并清晰为止，找到需观察的部位，并移至视野中央进行观察。

6. 将各部分还原

转动物镜转换器，使物镜头不与载物台通光孔相对，而是成八字形位置，再将载物台下降至最低，取下标本片，降下聚光器，反光镜与聚光器垂直，最后用柔软纱布清洁载物台等机械部分，然后将显微镜放回柜内或镜箱中。

（三）光学显微镜的养护方法和使用注意事项

1. 显微镜是精密仪器，必须严格按照操作规程进行操作。

2. 使用显微镜时要轻拿轻放、避免碰撞，如遇机件不灵，使用困难，千万不要用力转动，更不要任意拆修和互换部件，应立即报告老师请求解决。

3. 临时标本片必须盖上盖玻片。加热的标本片应放冷后才能放于载物台上。制作好临时标本片，必须用吸水纸吸干净或擦干净盖玻片和载玻片外面的试液后，再置显微镜下观察。

4. 显微镜要随时保持清洁，不用时一定要罩好，及时收回箱内。机械部分如有灰尘污垢，可用小毛巾或绸布擦拭。光学部分如有灰尘污垢，必须先用吹风球吹去灰尘，然后再用擦镜纸由透镜的中心向外进行直线擦拭，严禁用手指、纱布、绸布和毛巾擦拭。

5. 显微镜使用完毕，各个部件要清点齐全，归还原位。显微镜应存放于干燥避光地方。

（四）观察洋葱鳞叶表皮细胞

1. 洋葱鳞叶表皮细胞标本片的制作（表面制片法）

准备擦净的载玻片和盖玻片各一张，取蒸馏水一滴置于载玻片中央。取一小片鳞叶，用镊子撕取上表皮 $3\sim5mm^2$ 大小（表皮撕取法，可反复练习），置于载玻片的水滴中，用镊子将其展平。然后将盖玻片一边沿载玻片上水滴的一侧慢慢盖下，以免产生气泡。如盖玻片下水太多，可用吸水纸沿盖玻片一侧吸掉多余的水。为了便于观察，可在盖玻片一侧的载玻片上滴加一滴稀碘液，然后用吸水纸在另一侧的盖玻片边缘吸水，使稀碘液进入盖玻片下让材料染色。放置几分钟后观察。

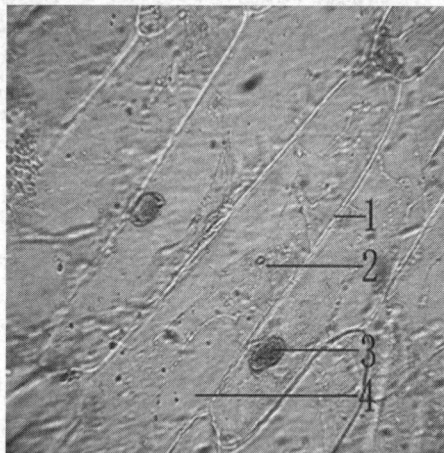

图 1-1 洋葱鳞叶表皮细胞
1 细胞壁 2 细胞质 3 细胞核 4 液泡

2. 观察及绘图

洋葱鳞叶表皮细胞为一层细胞，长方形，排列整齐，无细胞间隙，染色后其细胞质被染成浅黄色，细胞核被染成深黄色，未染上色的为液泡。其结构如图 1-1 所示。

【实训提示】

1. 载物台上的标本移动尺可前后左右移动显微标本片。粗调节螺旋调焦距离较大（不同的显微镜转动 1 圈载物台和镜筒之间距离变化不同）。细调节螺旋调焦距离较小（转动 1 圈载物台和镜筒之间距离变化一般为 0.1mm）。聚光器调节螺旋转动可使聚光器升高或降低。

2. 聚光器升高视野较亮，降低视野较暗。虹彩光圈可开大和关小。平面镜反光能力较弱，凹面镜反光能力较强。如果视野中光线太亮，降低了细胞的层次感，影响了观察效果，可降低聚光器和关小虹彩光圈。

3. 观察标本时，必须先用低倍镜、再用高倍镜，在使用高倍镜时，切不可使用粗调节器，以免压碎玻片或损伤镜面。

4. 观察时，两眼睁开，养成两眼能够轮换观察的习惯，以免眼睛疲劳，并且能够在左眼观察时，右眼注视绘图。

5. 拿显微镜时，一定要右手拿镜臂，左手托镜座，不可单手拿，更不可倾斜拿。

6. 新载玻片、盖玻片必须清洗干净并干燥后才能使用。

7. 盖玻片下的水液刚好在盖玻片内，不能溢出。

【实训思考】

1. 在低倍镜下均匀明亮的显微镜视野，为什么转换成高倍镜后变得既不均匀又不明亮呢？在高倍镜下如何将显微镜视野调节得均匀明亮？

2. 在单筒显微镜下观察标本，为什么一定要双眼睁开左眼观察？

3. 在显微镜下移动需用高倍镜进一步观察的细胞时，其移动方向与标本片的移动方向正好相反，为什么？

4. 植物细胞由哪几部分组成？

【实训报告】

1. 归纳光学显微镜（低倍镜和高倍镜）的使用方法。

2. 绘洋葱鳞叶细胞简图。

【评价标准】

光学显微镜的使用

学生通过实训，应熟练掌握光学显微镜（低倍镜和高倍镜）的使用。老师应随机抽考部分学生了解实训效果。

考查项目	要求	分值	评分标准	实得分
显微镜的使用规范	正确使用显微镜，能看到清晰的图像，指针指向主要显微鉴别特征	2	显微镜取用和安放显微镜的操作正确	
		3	调光置片操作规范	
		3	能看到清晰的图像，指针指向主要显微鉴别特征	
		2	显微镜还原、装箱操作正确	
合计		10		

实训 二 植物细胞后含物

【实训目标】

1. 熟悉淀粉粒和草酸钙晶体的鉴别特征和类型。
2. 学会制作粉末临时标本片。

【实训材料准备】

1. 马铃薯、半夏粉末、黄柏粉末、大黄粉末等。
2. 光学显微镜、载玻片、盖玻片、镊子、吸水纸、酒精灯、解剖针等。
3. 水合氯醛、蒸馏水、稀甘油等。

【实训内容】

(一) 观察马铃薯块茎和半夏粉末的淀粉粒

1. 蒸馏水（或稀甘油）装片制作马铃薯块茎和半夏粉末的临时标本片。
2. 观察及绘图。

(二) 观察黄柏、大黄、半夏粉末的草酸钙晶体

1. 水合氯醛透化制片制作黄柏、大黄和半夏粉末的临时标本片。
2. 观察及绘图。

【实训步骤】

1. 马铃薯块茎标本片制作

将准备好的马铃薯块，置于载玻片的蒸馏水中涂抹几秒钟，搅拌均匀，盖上盖玻片。

2. 半夏粉末本片制作

挑取少许半夏粉末，置于载玻片的蒸馏水中拌匀，盖上盖玻片。

3. 黄柏、大黄、半夏粉末标本片制作

取黄柏粉末（或大黄、半夏粉末）少许，置于洁净的载玻片中央，滴加水合氯醛试液 1~2 滴，搅拌均匀，将载玻片于酒精灯火焰上缓慢加热至液体近干；再滴加水合氯醛试液 1~2 滴，搅拌均匀，酒精灯上加热至液体近干；滴加蒸馏水 1~2 滴，搅拌均匀，吸水纸从一侧吸去蒸馏水和残留的水合氯醛液；重复前面洗涤操作 1~2 次，直

至材料颜色变为浅透明为止；滴加稀甘油 1 ~ 2 滴，搅拌均匀，盖上盖玻片即成。

4. 观察所制标本片，并绘图。

【实训提示】

标本片显微观察要点：

1. 马铃薯的淀粉粒

很多，主要为单粒，少数为复粒，极难见到半复粒。我们只要求观察单粒。单粒多呈大小不等的卵形颗粒，有一个明亮的脐点，常偏于一侧，并有明暗交替的层纹（光线不能太强）。

2. 半夏的淀粉粒

单粒类圆形、半圆形或圆多角形，脐点裂隙状、人字形、三叉状或星状；复粒由 2 ~ 8 分粒组成。

3. 黄柏的草酸钙方晶

将黄柏粉末标本片置于显微镜下观察，可很容易地见到晶纤维，即在细长纤维周围的每个薄壁细胞内，含有一个方形或长方形的草酸钙方晶。

4. 大黄的草酸钙簇晶

将大黄粉末标本片置于显微镜下观察，可见一些呈星芒球状的草酸钙簇晶，草酸钙簇晶的星芒或长或短，或隐或现，整个簇晶呈浅灰色。

5. 半夏的草酸钙针晶

将半夏粉末标本片置于显微镜下观察，可见散在或成束的草酸钙针晶，针晶束常呈浅黄色或深灰色，散在的针晶则无色透明。

【实训思考】

1. 半夏的淀粉粒与马铃薯淀粉粒有何异同？

2. 在马铃薯标本片的盖玻片一侧边缘，加一滴稀碘液，另一侧用吸水纸吸，让稀碘液进入盖玻片下。观察和比较其变化，解释其原因？

【实训报告】

1. 归纳淀粉粒和草酸钙晶体的类型。

2. 绘马铃薯淀粉粒、黄柏草酸钙方晶、大黄草酸钙簇晶和半夏草酸钙针晶图。

【评价标准】

粉末临时标本片制作及细胞后含物显微观察

学生通过实训，应熟练掌握粉末水装片和水合氯醛透化制片的方法，并能准确的辨别淀粉粒、草酸钙晶体等细胞后含物特征。老师应随机抽考部分学生了解实训效果。

考查项目	要求	分值	评分标准	实得分
粉末临时标本片制作	制作方法正确，步骤合理，制片外观整洁，无大气泡视野清晰	2	制作临时装片的操作方法正确	
		2	制片外观整洁、视野内无明显的大气泡、粗颗粒	
		2	水合氯醛透化效果好，药粉未焦化，分布均匀	
细胞后含物显微观察	能准确地辨别淀粉粒、草酸钙晶体等细胞后含物特征	4	在显微镜下准确辨认淀粉粒、草酸钙方晶、簇晶和针晶	
合计		10		

实训 三 保护组织与分泌组织

【实训目标】

1. 在显微镜下识别气孔轴式、毛茸类型。
2. 在显微镜下辨认油细胞、油室的主要特征。
3. 练习表皮撕取法，练习低、高倍显微镜的使用，练习画组织特征图。

【实训材料准备】

1. 薄荷叶或紫苏叶、姜、橘皮等。
2. 光学显微镜、双面刀片、载玻片、盖玻片、镊子、吸水纸、酒精灯、解剖针等。
3. 水合氯醛、蒸馏水、稀甘油等。

【实训内容】

（一）观察薄荷叶或紫苏叶的气孔和毛茸

1. 表面制片制作薄荷叶或紫苏叶的临时标本片。
2. 观察及绘图。

（二）观察姜根茎的油细胞、橘皮的油室

1. 徒手切片制作姜、橘皮的临时标本片。
2. 观察及绘图。

【实训步骤】

1. 薄荷叶或紫苏叶标本片制作

用镊子撕取薄荷叶或紫苏叶下表皮一小片（撕下的表皮应是极薄而呈无色半透明状，尽量少带叶绿体），使其内表面向下，置于载玻片上的蒸馏水滴中，展平，加盖玻片。

2. 姜、橘皮临时标本片制作

（1）将姜、橘皮切成 2~3cm 的小段。一般用左手的大拇指和示指拿住材料，以中指托住底部，使材料上方 1~2mm 突出在指尖上面，使刀片不会割伤它们（图 1-2）。用右手拿刀片。两只手应该可以自由活动，两臂夹紧，不要使它们压在桌子上。

（2）刀片和材料通常用水润湿后，刀片刀口平放在

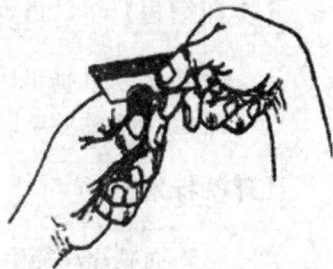

图1-2 姜、橘皮临时样本片制作

切面上，刀口向内，移动右臂使刀口自左前方向右后方滑行切片，注意切勿来回拉据，切时要用臂力，不用腕力。连续切几片后，把刀在盛有清水的培养皿中轻轻荡涤，使材料由刀片转移至水中。切片后，需调整左手所持材料高度。重复上面操作，直到切出满意的切片为止，即肉眼看去呈半透明状的切片。

（3）用镊子选择较完整且薄的切片，置于载玻片中央，在材料上滴加蒸馏水或稀甘油1~2滴。镊取盖玻片，使盖玻片一边接触液体边缘，待液体沿边缘扩散后渐渐盖下盖玻片，以防止产生气泡。装片后，用吸水纸吸去流溢到盖玻片以外多余的液体；如液体少，没有在盖玻片下充满，可用解剖针轻轻压迫盖玻片，使里面气体逸出。

3. 观察所制标本片，并绘图。

【实训提示】

标本片显微观察要点：

1. 薄荷叶的气孔轴式为直轴式。

表皮上的毛茸有三种：

（1）腺毛：腺毛较小，由单细胞的腺头和单细胞的腺柄构成。腺头细胞常含有黄色挥发油。

（2）腺鳞：腺头大而明显，扁圆形，常由4~8个细胞呈橘瓣状排列，内含有黄色的挥发油。单细胞腺柄极短。

（3）非腺毛：非腺毛较大顶端尖锐，多由3~8个细胞单列而成，也有单细胞的，细胞壁较厚。

2. 姜根茎油细胞

类球形，充满淡黄色油滴，散在于薄壁组织中。

3. 橘皮油室

为溶生式分泌囊，略呈卵圆形的腔隙，其中散布着一些油状物（挥发油）及细胞碎片，腔隙周边的细胞多有破碎。

【实训思考】

1. 如何区别腺毛和腺鳞？
2. 气孔轴式有哪些类型？

【实训报告】

1. 表面制片法和徒手切片法分别适合观察哪些特征？
2. 绘制腺毛和非腺毛、油细胞和油室的简图。

【评价标准】

表面制片和徒手切片技术操作，保护组织和分泌组织的显微观察

学生通过实训，应熟练掌握表面制片和徒手切片技术的操作方法，并能准确的辨别腺毛和非腺毛等保护组织特征，油细胞和油室等分泌组织特征。老师应随机抽考部分学生了解实训效果。

考查项目	要求	分值	评分标准	实得分
表面制片技术	制作方法正确，步骤合理	1	撕取表皮的操作方法正确	
		1	撕取的表皮无叶肉部分	
		1	制片外观整洁、视野内无明显的大气泡	
徒手切片技术	制作方法正确，步骤合理	1	徒手切片技术的操作方法正确	
		1	切取的材料完整且薄	
		1	制片外观整洁、视野内无明显的大气泡	
保护组织显微观察	能准确地辨别腺毛和非腺毛等保护组织特征	2	在显微镜下准确辨认腺毛、非腺毛、腺鳞	
分泌组织显微观察	能准确地辨别油细胞和油室等分泌组织特征	2	在显微镜下准确辨认油细胞、油室	
合计		10		

实训 四 机械组织与输导组织

【实训目标】

1. 在显微镜下辨认石细胞和导管的特征。
2. 学会用压片法做临时装片。
3. 练习低、高倍显微镜的使用，练习画组织特征图。

【实训材料准备】

1. 梨、黄豆芽等。
2. 光学显微镜、双面刀片、载玻片、盖玻片、镊子、吸水纸、酒精灯、解剖针等。
3. 水合氯醛、蒸馏水、稀甘油、间苯三酚、浓盐酸等。

【实训内容】

（一）观察梨果实的石细胞

1. 压片法制作梨果实石细胞临时标本片。
2. 观察及绘图。

（二）观察黄豆芽的导管

1. 压片法制作黄豆芽的导管临时标本片。
2. 观察及绘图。

【实训步骤】

1. 梨果实石细胞临时标本片制作（压片法）

用镊子挑取少许梨果肉中淡黄色的硬粒，置于载玻片的中央，用镊子柄下压至粉碎，然后滴加水合氯醛试液，并加热透化，制成稀甘油临时装片（或滴加间苯三酚和浓盐酸进行染色装片）。

2. 黄豆芽的导管临时标本片制作（压片法）

切取约5mm长的黄豆芽胚轴，使用镊子将其固定在载玻片上，用刀片纵切，取中央的最薄片置于载玻片上，加水合氯醛试液一滴，用镊子柄加压使其薄而平展，再补充少许水合氯醛试液（或滴加间苯三酚和浓盐酸进行染色），装片，在显微镜下观察，可见较多的环纹导管、螺纹导管、梯纹导管和网纹导管。

【实训提示】

标本片显微观察要点：

1. 梨果实石细胞

成团或散在，大小不一，形状为椭圆形、类圆形、类方形等，细胞壁显著增厚，细胞腔明显，可见层纹，纹孔道分支或不分支，相邻石细胞还可见纹孔对。

2. 黄豆芽的导管

可见较多的环纹导管、螺纹导管、梯纹导管和网纹导管。

【实训思考】

1. 用间苯三酚和浓盐酸进行染色后，石细胞和导管的细胞壁会呈现什么颜色？是何原因？

2. 常见的机械组织和输导组织有哪些类型？

【实训报告】

1. 导管有哪些类型？

2. 绘制梨果实石细胞图和黄豆芽的导管图。

【评价标准】

压片法技术操作，机械组织和分泌组织的显微观察

学生通过实训，应熟练掌握压片法的操作方法，并能准确的辨别石细胞等机械组织特征，导管等输导组织特征。老师应随机抽考部分学生了解实训效果。

考查项目	要求	分值	评分标准	实得分
压片技术	制作方法正确，步骤合理	2	压片操作方法正确	
		2	制片外观整洁、视野内无明显的大气泡	
		2	染色均匀	
机械组织显微观察	能准确地辨别石细胞等机械组织特征	2	在显微镜下准确辨认石细胞，并能观察到细胞壁、纹孔等特征	
分泌组织显微观察	能准确地辨别导管等输导组织特征	2	在显微镜下准确辨认导管，并能区分不同导管的类型	
合计		10		

实训 五 根、茎、叶、花、果实和种子的形态观察

【实训目标】

1. 掌握根、茎、叶的外形特征及其类型。
2. 熟悉花的组成及花冠的类型；果实和种子的结构及类型。
3. 能根据植物主要形态特征，去区分变态根和变态茎、果实和种子。

【实训材料准备】

1. 根类材料

小白菜、葱；红薯、胡萝卜、圆白萝卜、白芷、甘草、爬山虎、吊兰、桑寄生、玉米等。

2. 茎类材料

姜、藕、马铃薯、蒜、泽泻、延胡索、浙贝母；仙人掌、皂荚、钩藤、丝瓜藤等。

3. 叶类材料

枇杷叶、桑叶、肉桂、刺槐、象牙红、南天竺；垂柳、玉竹、小叶女贞、夹竹桃、银杏等。

4. 花类材料

菊花、油菜花、豌豆花、红花、牵牛花、水仙花、风铃草、枸杞花等。

5. 果实类材料

四季豆、葡萄、杏、柑橘、黄瓜、苹果、八角茴香、五味子、菠萝、桑葚、无花果等。

6. 种子类材料

小麦、杏仁、菜豆、白果等。

准备以上材料尽量使用新采集材料，腊叶标本。

【实训内容】

（一）根的观察

观察根系、变态根类型。

（二）茎的观察

观察茎的特征、地下茎变态类型和地上茎变态类型。

（三）叶的观察

观察叶的组成、类型和叶序的类型。

（四）花的观察

观察花的组成和花冠的类型。

（五）果实的观察

观察果实的结构和类型。

（六）种子的观察

观察种子的结构和类型。

【实训步骤】

观察展示的根、茎、叶、花、果实和种子的标本，完成下列内容。

（一）根的观察

1. 根系的类型：直根系_____、须根系_____。

2. 变态根类型：圆锥状根_____、圆柱状根_____、圆球状根_____、块根_____、支持根_____、攀缘根_____、气生根_____、寄生根_____。

（二）茎的观察

1. 茎与根的区别：_____。

2. 地下茎变态类型：根状茎_____、块茎_____、球茎_____、鳞茎_____。

3. 地上茎变态类型：叶状茎_____、刺状茎_____、钩状茎_____、茎卷须_____。

（三）叶的观察

1. 叶的组成：_____。

2. 叶的类型：单叶_____、复叶_____。

3. 叶序的类型：互生叶序_____、对生叶序_____、轮生叶序_____、簇生叶序_____

（四）花的观察

1. 花的组成：_____。

2. 花冠的类型：十字形花冠_____、蝶形花冠_____、唇形花冠_____、管状花冠_____、舌状花冠_____、漏斗状花冠_____、高脚蝶状花冠_____、钟状花冠_____、轮状或辐状花冠_____。

（五）果实的观察

1. 果实的结构：_____。

2. 果实的类型：瘦果_____、柑果_____、梨果_____、颖果_____、蒴果_____、双悬果_____、核果_____、浆果_____、瓠果_____、荚

果_____、聚合浆果_____、聚合瘦果_____、聚合蓇葖果_____、聚花果_____。

(六) 种子的观察

1. 种子的结构：_____。

2. 种皮上的特征：_____。

3. 种子的类型：有胚乳种子_____、无胚乳种子_____。

【实训提示】

1. 注意抓住实训所列出的植物主要形态特征，去区分根、茎、叶、花、果实和种子。

2. 小白菜、葱、玉米注意观察根系；红薯、胡萝卜、圆白萝卜、白芷、甘草、爬山虎、吊兰、桑寄生、玉米注意观察变态根的类型。

3. 姜、藕、马铃薯、蒜、泽泻、延胡索、浙贝母注意观察地下茎变态类型；仙人掌、皂荚、钩藤、丝瓜藤注意观察地上茎变态类型。

4. 枇杷叶、桑叶、肉桂、刺槐、象牙红、南天竺注意观察叶的类型；垂柳、玉竹、小叶女贞、夹竹桃、银杏注意观察叶序的类型。

【实训思考】

1. 白果是银杏的果实还是种子？原因何在？

2. 马铃薯是根还是茎，原因何在？

【实训报告】

1. 完成实训内容，对各类材料进行正确区分。

2. 写出根、茎的形态特征；叶、花、果实、种子的组成。

实训 六 临时制片方法与显微绘图

【实训目标】

1. 会进行临时标本片的制作。
2. 掌握徒手绘图的基本方法。
3. 能熟练的利用显微镜观察装片物特征并绘制显微特征图。

【实训材料准备】

1. 大黄等适合粉末制片的药材粉末、生姜等适合徒手切片的材料。
2. 光学显微镜、双面刀片、载玻片、盖玻片、镊子、吸水纸、酒精灯、解剖针等。
3. 水合氯醛、蒸馏水、稀甘油等。

【实训内容】

（一）临时制片方法

1. 蒸馏水（或稀甘油）装片

①取一干净的载玻片和盖玻片，置于实训台上；②用镊子或解剖针取少量药材粉末，置于载玻片中央；③滴加蒸馏水（或稀甘油）2~3滴，用解剖针搅拌均匀；④右手持盖玻片，先将盖玻片的一侧（常为左侧）与水液接触，并缓缓放下盖玻片；⑤若水液从盖玻片边缘溢出，用吸水纸吸取多余水液。

2. 水合氯醛透化制片

①取一干净的载玻片和盖玻片，置于实训台上；②用镊子或解剖针取少量药材粉末，置于载玻片中央；③滴加水合氯醛液3滴，用解剖针搅拌均匀；置于酒精灯上加热透化（即沸腾）；④滴加蒸馏水2~3滴，用解剖针搅拌均匀，用吸水纸吸去水液，重复一次；⑤滴加稀甘油2~3滴，盖上盖玻片，用吸水纸吸取多余液体及粉末。

3. 徒手切片

以左手的拇指、食指及中指夹住材料，材料横切面高出食指1~2mm，拇指略低于食指。如材料过于柔软（如叶类药材等），可用胡萝卜、马铃薯等夹持固定，便于执握和切片。然后右手的拇指和食指捏住刀片，刀片身平行于材料的横切面，刀口向内，与左手食指上的材料接触，自左向右沿平面牵曳切片，切片的厚度一般不超过30μm，切片用毛笔移入盛水的培养皿中。重复操作，挑薄片装片置于载玻片中央，滴加稀甘油2~3滴，盖上盖玻片直接观察或透化处理后观察。一般不必追求切片完整，只要药材有部分边缘到中心能看到，即可了解整个组织结构。

4. 表面制片

以左手持材料，然后右手持尖嘴镊子，镊子夹住材料表皮，向下撕取表皮，用刀片切取表皮面积约 4mm^2 大小，置于载玻片中央，滴加稀甘油 2～3 滴，盖上盖玻片直接观察或透化处理后观察。

（二）显微图绘制（徒手绘图法）

1. 选择最典型的标本或结构。

2. 仔细观察各部位的形状和结构及其之间的比例关系和较明显的立体结构。

3. 用 HB 或 2B 铅笔，按照实物或显微图像的比例关系和立体投影画出轮廓草图，并留出书写图题和注字的地方。

4. 经反复对照修改后，再用 HB 或 2B 绘出修改图。所有图均用铅笔来完成。

【实训步骤】

（一）临时制片

请同学们分别制作①蒸馏水（或稀甘油）装片；②水合氯醛透化制片；③徒手切片；④表面制片。

（二）显微图绘制

请同学们对制得的药材水合氯醛透化制片进行显微观察，并做出粉末显微图。

【实训提示】

1. 几种试剂的使用

（1）水合氯醛试液：是一种常用的透化剂，能使细胞形态结构组织透明清晰（增加细胞壁的折光率），能溶解淀粉、蛋白质、挥发油、树脂、叶绿素，但不溶解草酸钙晶体，亦可使皱缩的细胞膨胀而恢复原状。

（2）稀甘油：常用的一种封藏液。经水和氯醛透化的显微标本滴加稀甘油封藏，可防止水合氯醛析出结晶而干扰观察。

（3）蒸馏水：在粉末中加入蒸馏水可观察到细胞中的淀粉粒、脂肪滴、色素颗粒等不溶性的物质。

2. 显微绘图原则

（1）一切结构均用线条来表示。线条要求粗细均匀，光滑清晰，明暗一致，接头处无分叉，切忌重复描绘。

（2）必须徒手作图，不能借助尺、圆规等工具，以表示生物的自然形态。

（3）显示立体结构可用透视线来表示，可以用圆点衬托明暗光线，不能涂影，点要小而圆，由密到稀逐步过渡。

（4）各部位应先画出引线再注文字。引线一般要用直尺画实线来表示，要求细直、均匀、不交叉（从左向右引线），标注可直接用文字也可用数码，再在图下集中注明。

图下须注明标本的名称、部位和放大倍数（图1-3）。

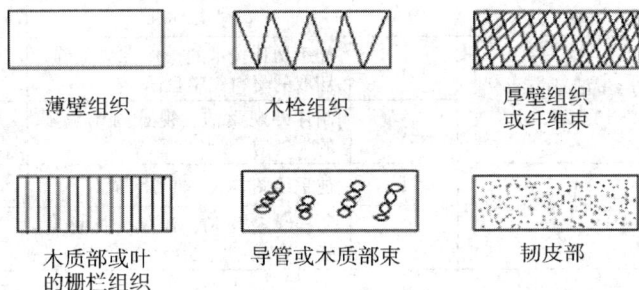

薄壁组织	木栓组织	厚壁组织或纤维束
木质部或叶的栅栏组织	导管或木质部束	韧皮部

图1-3　植物组织简图常用符号

（5）实训题目写在绘图纸上方，图题和所用材料的名称和部位写在图的下方。

【实训思考】

1. 怎样识别显微制片气泡。
2. 水合氯醛透化制片的作用；观察哪些显微特征不能用水合氯醛透化制片？
3. 徒手绘图应注意什么？

【实训报告】

1. 总结各种制片方法是操作注意事项。
2. 绘制一幅植物组织结构的简图。

【评价标准】

临时标本片制作操作技术及显微绘图技术

学生通过实训，应熟练掌握粉末水装片、水合氯醛透化制片、徒手切片和表面制片的方法，能熟练的利用显微镜观察装片物特征并绘制显微特征图。老师应随机抽考部分学生了解实训效果。

考查项目	要求	分值	评分标准	实得分
粉末水装片的制作	制作方法正确，步骤合理，制片外观整洁，无大气泡视野清晰	1	制作临时装片的操作方法正确	
		1	制片外观整洁、视野内无明显的大气泡、粗颗粒	
粉末水合氯醛透化制片技术	制作方法正确，步骤合理，制片外观整洁，无大气泡视野清晰	1	制作临时装片的操作方法正确	
		1	制片外观整洁、视野内无明显的大气泡、粗颗粒；水合氯醛透化效果好，药粉未焦化，分布均匀	
表面制片技术	制作方法正确，步骤合理	1	撕取表皮的操作方法正确，撕取的表皮无叶肉部分	
		1	制片外观整洁、视野内无明显的大气泡	

续表

考查项目	要求	分值	评分标准	实得分
徒手切片技术	制作方法正确，步骤合理	1	徒手切片技术的操作方法正确，切取的材料完整且薄	
		1	制片外观整洁、视野内无明显的大气泡	
显微绘图技术	绘图方法、步骤正确，标柱清晰、合理。	1	徒手绘图方法、步骤正确	
		1	结构线条均匀、流畅，标柱清晰、合理	
合计		10		

实训 七 水分测定仪的使用与药材水分的测定

【实训目标】

1. 掌握 SH10A 型快速水分测定仪的操作方法。
2. 学会用 SH10A 型快速水分测定仪熟练测定药材水分。

【实训材料准备】

1. 黄连、半夏等药材。
2. SH10A 型快速水分测定仪、电子天平。

【实训内容】

1. SH10A 型快速水分测定仪的各部件识别

由单盘上皿式天平、红外线干燥箱和电器控温三大部件组成。

2. 样品破碎处理

将药材黄连、半夏等药材捣碎成颗粒。

3. 样品称重

准确称量黄连、半夏样品各 10g，放入样品皿中，摊平。

4. 用 SH10A 型快速水分测定仪药材黄连、半夏的含水量

（1）干燥处理：把要用的秤盘全部放进干燥箱内，斜靠在两边的壁上进行加热，去除吸附的水分；冷却至常温，用 10g 砝码校正天平零位。

（2）调节：①在砝码盘上添 10g 砝码；②接通电源，打开开关；③红外线灯亮点预热约 20 分钟；④再次开启天平，观察投影屏上的刻线不再移动时即可校正天平零位。

（3）测定：取下砝码，把样品放入秤盘中，均匀摊平。开启红外线灯电源，将红外线照到样品上，使其水分蒸发，样品质量逐步减轻，相应刻度盘的平衡指针产生移动，经过若干时间的照射后，样品中的水分已排除干净。

（4）读数：随着水分的挥发，样品质量减少，天平发生倾斜，平衡指针发生偏移，当水分充分挥发后，指针指向一定的刻度，此时水分指针的读数即为所测得的水分含水量。

【实训提示】

1. SH10A 型快速水分测定仪的原理是根据称重法和烘干法，将物质在烘干前后的质量进行比较，以得到物质内所含水分的百分比。一般将天平的秤盘置于单盘红外线干燥箱中，当试样物质受到穿透力强的辐射后，游离水分迅速蒸发，当试样中的游离水分充分蒸发后，通过天平的光学投影装置，可直接读出试样物质含水率的百分比。

2. 天平使用前需预热调零消除误差。因为 SH10A 型快速水分测定仪是天平是不等臂上皿式，工作时秤盘在干燥箱中上下运动，时间一长，干燥箱内秤架热量会传到横梁一端，使横梁一臂受热产生膨胀伸长，使天平零位改变而产生误差。故需预热。

3. 当需测定是样品重量小于 10g 时，需在加码盘内加适量的平衡砝码，使天平平衡。

4. 若测试样品的含水量小于 1g，可在投影屏内直接读取试样的含水率。若样品含水率大于 1g，应关闭天平在加码盘上添加 1g 砝码后，继续测试，此时含水量为读数加所添加砝码数量之和。

5. 测试样品的量可以使用 5g 或 10g 或 10g 以下任意重量。①当使用 5g 或 10g 的定量测定时，5g 含水率小于 20% 或 10g 含水率小于 10% 均可直接在微分标尺显示上读取。当 5g 超过 20% 或 10g 含水率超过 10%，应在加码盘上加上 1g 砝码，（当 5g 定量测定时 1g 砝码等于 20%，10g 定量测定时 1g 砝码等于 10%），此时，加码上添加砝码应与微分标尺显示的百分比相加；②当样品重量为 10g 以下任意重量时，可使用以下的测试公式：

$$M = \frac{W_1 - W_2}{W_1} \times 100\%$$

式中，M 为含水率（%）；W_1 为烘干前样品重量（g）；W_2 为烘干后样品重量（g）。

6. 测试样品要先作粉碎处理；每次放入样品量不能超过天平的最大量程。

7. 每次使用完毕，清理掉天平盘上的样品，用细软布擦拭设备表面目测无药物残留。

【实训思考】

1. SH10A 型水分测定仪测定水分的原理是什么？

2. 含挥发油的药材能用此测定水分吗？

【实训报告】

记录黄连、半夏含水量测试结果。

【评价标准】

水分测定仪操作技术

学生通过实训，应熟练掌握水分测定仪的操作技术。老师应随机抽考部分学生了解实训效果。

考查项目	要求	分值	评分标准	实得分
水分测定仪使用规范	正确使用水分测定仪,能利用水分测定仪测定药材水分	2	药材粉碎处理	
		3	水分测定仪干燥调节操作规范	
		3	测定药材水分操作正确,读数准确	
		2	水分测定仪清洁操作正确	
合计		10		

第二篇

天然药物显微鉴定专项实训

实训 一 大黄的鉴定

【实训目的】

1. 掌握大黄的性状特征及显微鉴定特征。
2. 熟悉大黄的理化鉴定方法。
3. 练习显微制片法及有关操作。

【实训材料准备】

1. 大黄药材及饮片、大黄粉末等。
2. 光学显微镜、载玻片、盖玻片、镊子、吸水纸、酒精灯、解剖针、石棉板等。
3. 水合氯醛、蒸馏水、稀甘油、氢氧化钠溶液等。

【实训内容】

大黄的性状鉴定、显微鉴定、理化鉴定。

【实训步骤】

1. 性状鉴定

观察大黄药材或饮片的性状特征。注意表面颜色及白色网状纹理，断面髓部"星点"的有无，质地，气味，口嚼是否有砂粒感等。

2. 显微鉴定

观察粉末颜色、气、味。

（1）取大黄粉末少许，按"透化制片法"，制作水合氯醛透化片，置于显微镜下观察：注意草酸钙簇晶的大小，颜色，棱角等特征。注意网纹导管和具缘纹孔导管的区别。

（2）取大黄粉末少许，按"水装片法"制片，置于显微镜下观察：区分单粒与复粒淀粉，注意淀粉粒形状、脐点及复粒数目。

3. 理化鉴定

微量升华：取一块干净的载玻片，置于石棉板上。载玻片上两侧各放半根牙签。载玻片中央放药材粉末适量，再于牙签上放置一干净载玻片。用酒精灯在石棉板下缓缓加热。当上层载玻片上出现黄色状升华物时，取下载玻片，反转放冷，直接于显微镜下观察：可见黄色针状结晶或羽毛状结晶（高温时产生），结晶加氢氧化钠液，结晶溶解显红色（羟基蒽醌类反应）。

【实训提示】

1. 加热透化时，先进行预热，并且酒精灯火苗不宜太大。

2. 在显微镜下，草酸钙簇晶呈无色或银灰色，边缘呈钝齿状。

3. 微量升华时注意火候，不要将药材烤焦，防止载玻片上产生焦油状物，而影响升华物的观察。

【实训思考】

1. 大黄的根与根茎在断面上有什么不同？

2. 水合氯醛透化有什么作用？

3. 怎样识别显微制片中的草酸钙簇晶与气泡。

【实训报告】

描述大黄的主要性状特征，绘出其粉末图并准确记录理化现象。

【评价标准】

学生通过实训，应掌握大黄的性状和显微鉴定方法。教师随机检查学生显微鉴定的能力。

考查项目	要求	分值	评分标准	实得分
性状鉴定	掌握大黄的性状特征。	2	能概括药材表面颜色、纹理、质地、气味等。	
显微鉴定	熟练操作透化制片法，熟练使用显微镜，准确识别大黄粉末显微特征。	2	取样适量，透化熟练，粉末未糊	
		1	制片外观整洁、视野内无明显气泡	
		2	显微镜使用规范	
		2	辨认各部位特征	
理化鉴定	操作正确，能准确描述实验现象	1	操作及现象的描述	
合计		10		

实训 二 黄连的鉴定

【实训目标】

1. 掌握黄连的性状特征。
2. 掌握黄连粉末显微特征。
3. 熟悉黄连的理化鉴定操作方法。

【实训材料准备】

1. 黄连药材、黄连粉末等。
2. 光学显微镜、紫外灯、载玻片、盖玻片、镊子、吸水纸、酒精灯、解剖针等。
3. 水合氯醛、蒸馏水、稀甘油、稀盐酸等。

【实训内容】

黄连的性状鉴定、显微鉴定、理化鉴定。

【实训步骤】

1. 性状鉴定

观察黄连药材的性状特征。注意表面颜色、不规则隆起的环节、"过桥"、质地、断面纹理、气味等特征。

2. 显微鉴定

观察粉末颜色、气、味。

取黄连粉末少许，按"水装片法"制作黄连粉末的水装片，置于显微镜下观察：注意石细胞形状，颜色，壁厚及孔沟；注意中柱鞘纤维、木纤维与木薄壁细胞的区别；鳞叶细胞壁的特点；导管的类型与大小；淀粉粒的有无等。

3. 理化鉴定

（1）荧光试验：黄连根茎横断面在紫外光灯（365nm）下观察，显金黄色荧光，木质部尤为明显。

（2）小檗碱反应：取黄连粉末置载玻片上，加95%乙醇 1 ~ 2 滴及30%硝酸 1 滴，加盖玻片放置片刻，置于显微镜下观察，有黄色针状或针簇状结晶析出（硝酸小檗碱）。

【实训提示】

1. 木纤维与中柱鞘纤维的区别为：木纤维明显壁薄而腔大，而中柱鞘纤维壁厚腔小，均为鲜黄色。

2. 鳞叶细胞长方形，壁波状弯曲，壁薄腔大。

3. 理化实训中，滴加硝酸后，必须加盖玻片，方可置于显微镜下观察。

【实训思考】

1. 黄连为双子叶植物根茎，其断面应有什么特征？

2. 黄连中的有效成分是什么？理化鉴定利用它什么性质？

【实训报告】

描述黄连的主要性状特征，绘出其粉末图并准确记录理化现象。

【评价标准】

学生通过实训，应掌握黄连的性状和显微鉴定方法。教师随机检查学生显微鉴定的能力。

考查项目	要求	分值	评分标准	实得分
性状鉴定	掌握黄连的性状特征	1	能概括性状特征，解释"过桥"	
		2	能从性状上区分三种黄连	
粉末鉴定	熟练操作制片方法，熟练使用显微镜，准确识别显微特征	1	制片外观整洁、视野内无明显的气泡	
		2	显微镜使用规范	
		2	辨认石细胞、鳞叶表皮细胞、纤维及导管各0.5分	
理化鉴定	操作正确，能准确描述实验现象	2	操作及现象的描述	
合计		10		

实训 三 甘草的鉴定

【实训目的】

1. 掌握甘草的性状特征。
2. 掌握甘草粉末显微特征。
3. 熟悉甘草的理化鉴定操作方法。

【实训材料准备】

1. 甘草药材及饮片、甘草粉末等。
2. 光学显微镜、载玻片、盖玻片、镊子、吸水纸、酒精灯、解剖针、试管、白瓷板等。
3. 水合氯醛、蒸馏水、稀甘油、80%硫酸等。

【实训内容】

甘草的性状鉴定、显微鉴定、理化鉴定。

【实训步骤】

1. 性状鉴定

观察甘草药材的性状特征。注意表面木栓层的颜色、栓皮脱落处皮层的颜色，断面木质部放射纹理，尤以味的特征等。

2. 显微鉴定

观察粉末颜色、气、味。

取甘草粉末少许，按"水装片法"制片，置于显微镜下观察：注意纤维、晶鞘纤维的颜色与区别。注意具缘纹孔导管、网纹导管的特征；淀粉粒的形状、脐点有无，木栓细胞、棕色块状物的特点等。

3. 理化鉴定

（1）泡沫反应：取甘草粉末少许，置于试管中，加蒸馏水 3~5ml，用力振摇，可产生持久的泡沫。

（2）甘草甜素反应：取甘草粉末少量，置于白瓷板上，加 80% 的硫酸溶液数滴，显黄色，渐变为橙黄色。

【实训提示】

1. 晶纤维与木纤维的区别为：晶纤维壁上带有草酸钙方晶，而区别于木纤维。
2. 泡沫反应所用的试管，应选用 $2cm \times 10cm$ 规格试管，加入蒸馏水量一般为试管的 1/5 左右，不宜超过 1/3。
3. 振摇时应缓缓摇摆振摇，不得上下振摇。

【实训思考】

1. 甘草为双子叶植物根，其断面有何特征？
2. 甘草中的主要有效成分？泡沫反应是鉴定哪种化学成分？

【实训报告】

绘甘草粉末图。

【评价标准】

学生通过实训，应掌握甘草的性状和粉末鉴定方法。教师随机检查学生粉末鉴定的操作技术及结果。

考查项目	要求	分值	评分标准	实得分
性状鉴定	掌握甘草的性状特征	1	能观察总结木栓层的颜色、栓皮脱落处皮层的颜色	
		1	能观察总结断面木质部放射纹理	
粉末鉴定	制片操作正确，熟练使用显微镜，准确识别显微特征	2	制片外观整洁、视野内无明显气泡	
		2	能辨认晶纤维	
		2	能辨认导管类型	
		1	观察描述淀粉粒的形状及特点	
理化鉴定	操作正确，能准确描述实验现象	1	操作及反应现象的描述	
合计		10		

实训 四 天麻、半夏的鉴定

【实训目标】

1. 熟悉天麻的理化鉴定方法。
2. 掌握天麻、半夏的性状鉴定特征及粉末显微特征。

【实训材料来源】

天麻为兰科植物天麻 *Gastrodia elata* BL. 的干燥块茎。

半夏为天南星科植物半夏 *Pinellia ternate*（Thunb.）Breit 的干燥块茎。

天麻药材、天麻粉末；半夏药材、半夏粉末。

【实训仪器、试剂】

生物显微镜、临时制片用具（载玻片、盖玻片、解剖针、镊子、吸水纸、擦镜纸、酒精灯、水合氯醛试剂、稀甘油试剂等）、常用学习用具（钢笔或中性笔、铅笔、橡皮、尺子等）。

蒸馏水、碘试剂、硝酸汞试剂。

【实训内容】

1. 性状鉴定

（1）观察天麻药材的性状特征　注意形状，表面颜色、"点环纹"、"红小辫"或"鹦哥嘴"，另一端的"肚脐眼"，断面的"起镜面"等特征。

（2）观察半夏药材的性状特征　注意凹陷的茎痕及周围的点状须根痕，以及质地和味等特征。

2. 显微鉴定

（1）取天麻粉末少许，制作水装片，置于显微镜下观察：注意草酸钙针晶及针晶束的有无；厚壁细胞的细胞壁特点；薄壁细胞内的多糖类颗粒状物质以及导管的有无及类型等显微特征。

（2）取半夏粉末少许，制作水装片，置于显微镜下观察：注意淀粉粒的类型、形状、脐点等；草酸钙针晶的分布及特征；导管的有无及类型等显微特征。

3. 理化鉴定

（1）取天麻粉末 1g，加水 10ml，浸渍 4 小时，时时振摇，过滤，滤液加碘试液 2

滴，显紫红色至酒红色。

（2）取天麻粉末1g，加45%乙醇10ml，浸泡4小时，时时振摇，过滤，滤液加硝酸汞试液0.5ml，加热，溶液显玫瑰红色，并发生黄色沉淀。

【实训提示】

1. 在使用硝酸汞试液、碘试液时，要按照操作规范要求操作。

2. 理化实验中，振摇时应缓缓摇摆振摇，不得上下振摇。

3. 天麻中的多糖类颗粒状，绝大部分糊化，黏连成团，显微鉴定时不易辨认，可利用多糖类物质遇碘液变红的性质，滴加碘液，镜下即显红色而可识别。

【实训思考】

1. 简述天麻、半夏的性状特征。

2. 在显微镜下，找出天麻粉末中的草酸钙针晶、多糖类颗粒及半夏中的草酸钙针晶，并说出两者的显微区别。

【实训报告】

1. 记述天麻、半夏的性状鉴定特征及理化鉴定结果。

2. 绘出天麻的药材图。

3. 绘出天麻、半夏的粉末显微特征图。

【评价标准】

学生通过实训，应掌握天麻、半夏的性状和显微鉴定方法。教师随机检查学生显微鉴定的能力。

考查项目	要求	分值	评分标准	实得分
性状鉴定技术	性状鉴定方法正确，能正确识别天麻、半夏的性状特征	2	天麻、半夏的主要性状特征描述正确 准确指出"点环纹"、"鹦哥嘴"、"肚脐眼"、"起镜面"等特征	
粉末制片技术	制作方法正确，步骤合理，外观整洁，正确辨认显微特征	2	取样适量，透化熟练，粉末未糊	
		2	制片外观整洁、视野内无明显的大气泡，小气泡不超过2个	
		2	辨认出草酸钙针晶束、厚壁细胞的细胞壁、薄壁细胞内的多糖类颗粒状物质、导管及淀粉粒	
理化鉴定技术	操作正确，能准确描述实验现象	2	操作及反应现象的描述	
合计		10		

实训 ⑤ 麦冬的鉴定

【实训目的】

1. 掌握麦冬的性状特征。
2. 掌握麦冬块根的横切面组织构造特征。
3. 会进行徒手切片的基本操作。

【实训材料准备】

1. 麦冬药材等。
2. 光学显微镜、双面刀片、载玻片、盖玻片、镊子、吸水纸、酒精灯、解剖针等。
3. 水合氯醛、蒸馏水、稀甘油、间苯三酚、浓盐酸等。

【实训内容】

麦冬性状鉴定，麦冬显微鉴定，麦冬理化鉴定。

【实训步骤】

1. 性状鉴定

观察麦冬药材的性状特征。注意表面颜色、纹理、质地是否柔软，断面中央木心的有无及气味等特征。

2. 显微鉴定

（1）取麦冬药材，按"徒手切片法"，切 30～50 个麦冬薄片，练习切片方法，巩固切片技术。

（2）制作麦冬切片的水合氯醛透化制片（滴加间苯三酚和浓盐酸进行染色），置于显微镜下观察：表皮、皮层、中柱、髓部。尤其注意单子叶植物块根的辐射型维管束；中柱部分的韧皮部束数目；石细胞内皮层及其凯氏带加厚等特征。

3. 理化鉴定

荧光试训：取麦冬薄片，置于紫外灯（365nm）下观察，显浅蓝色荧光。

【实训提示】

1. 切片时刀片要与材料垂直；滑动切片，有利于切出薄片；刀口湿润，切好的薄片放于蒸馏水中；防止切伤手指。

2. 麦冬为单子叶植物块根，维管束呈辐射型。

【实训思考】

1. 麦冬为单子叶植物块根，其断面有何特征？
2. 怎样才能切好薄片？

【实训报告】

绘麦冬块根横切面简图。

【评价标准】

学生通过实训，应掌握麦冬的性状和显微鉴定方法。教师随机检查学生显微鉴定的能力。

考查项目	要求	分值	评分标准	实得分
性状鉴定	掌握麦冬的性状特征	1	能概括药材表面颜色、纹理、质地	
		1	能概括断面特征及气味	
显微鉴定	熟练操作徒手切片，熟练使用显微镜，准确识别麦冬显微特征	2	切片熟练，切片比较薄，切片数量至少10 片	
		1	制片外观整洁、视野内无明显气泡	
		2	显微镜使用规范	
		2	辨认各部位特征	
理化鉴定	操作正确，能准确描述实验现象	1	操作及现象的描述	
合计		10		

实训 六 厚朴的鉴定

【实训目标】

1. 掌握厚朴的性状、显微鉴别特征，识别并描绘厚朴的横切面和厚朴的粉末特点
2. 会进行有关鉴别操作。

【实训材料准备】

1. 厚朴药材、厚朴横切永久制片、厚朴粉末等。
2. 光学显微镜、紫外灯、载玻片、盖玻片、镊子、吸水纸、酒精灯、解剖针等。
3. 水合氯醛、蒸馏水、稀甘油等。

【实训内容】

厚朴的性状鉴定，厚朴的横切片显微鉴定及粉末显微鉴定。

【实训步骤】

1. 性状鉴定

观察厚朴的原药材、饮片的鉴别特征。特别注意形状，内、外表面颜色，刻划内表面形成的油痕，断面等。

2. 显微鉴定

（1）横切片观察：对照教材观察厚朴横切片。特别注意特别注意皮层外侧的石细胞环带和内侧的石细胞群。

（2）粉末观察。观察粉末颜色、气、味。

对粉末进行水合氯醛透化制片，并置于显微镜下观察：①纤维：壁甚厚，孔沟不明显。②石细胞：类方形、椭圆形，卵圆形或不规则分枝状。③油细胞：椭圆形或类圆形，含黄棕色油状物。

【实训提示】

1. 对厚朴粉末进行水合氯醛透化制片时，适当增加加热次数和时间，可使纤维和石细胞清晰。
2. 厚朴的油细胞椭圆形或类圆形、黄棕色，切勿与黄连的石细胞混淆。

【实训思考】

1. 厚朴内表面经刻划为何能形成油痕?
2. 皮类中药的横切面构造,从外向内有哪些部分?
3. 厚朴的石细胞和黄连的石细胞有什么区别?

【实训报告】

描述厚朴的主要性状特征,绘出其粉末图。

【评价标准】

学生通过实训,应掌握厚朴的性状和显微鉴定方法。教师随机检查学生显微鉴定的能力。

考查项目	要求	分值	评分标准	实得分
性状鉴定技术	性状鉴定方法正确,能正确识别厚朴的性状特征	2	厚朴的主要性状特征描述正确。能描述内表面指甲刻划后的现象及解释原因	
横切片观察	能识别厚朴横切面特征	2	厚朴的组织结构特征识别正确	
粉末制片技术	制作方法正确,步骤合理,外观整洁,正确辨认显微特征	2	取样适量,透化熟练,粉末未糊	
		2	制片外观整洁、视野内无明显的大气泡,小气泡不超过2个	
		2	辨认石细胞、鳞叶表皮细胞、纤维及导管各0.5分	
合计		10		

实训 七 黄柏的鉴定

【实训目标】

1. 熟悉黄柏的理化鉴定方法。
2. 掌握黄柏的性状鉴定特征及显微鉴定特征。

【实训材料来源】

为芸香科植物黄皮树 *Phellodendron chinense* Schneid. 的干燥树皮。

黄柏药材、黄柏粉末。

【实训仪器、试剂】

生物显微镜、紫外分析仪、临时制片用具（载玻片、盖玻片、解剖针、镊子、吸水纸、擦镜纸等）、常用学习用具（钢笔或中性笔、铅笔、橡皮、尺子等）。

水合氯醛、蒸馏水、稀盐酸、氢氧化钠溶液。

【实训内容】

1. 性状鉴定

注意观察黄柏厚薄、内外表面颜色、质地、断面等特征。

2. 显微鉴定

取黄柏粉末少许，按常规制片，置于显微镜下观察：注意纤维与晶纤维的区别、分枝状石细胞的形态与颜色、草酸钙方晶、淀粉粒、黏液细胞等特征。

3. 理化鉴定

取黄柏药材，置紫外光灯下观察，断面显亮黄色荧光。

【实训提示】

观察黄柏粉末时，应注意纤维与晶纤维的区别，注意分枝状石细胞的形态、颜色及壁厚程度。

【实训思考】

1. 简述黄柏的性状鉴定特征。
2. 在显微镜下，辨认黄柏中的晶纤维及石细胞。

【实训报告】

1. 记述黄柏的性状鉴定特征及理化鉴定结果。
2. 绘出黄柏粉末显微特征图。

【评价标准】

考查项目	要求	分值	评分标准	实得分
性状鉴定技术	性状鉴定方法正确，能正确识别黄柏的性状特征	2	黄柏的主要性状特征描述正确。能描述裂片状分层的现象及解释原因	
粉末制片技术	制作方法正确，步骤合理，外观整洁，正确辨认显微特征	2	取样适量，透化熟练，粉末未糊	
		2	制片外观整洁、视野内无明显的大气泡，小气泡不超过2个	
		2	辨认出晶纤维、石细胞等特征	
理化鉴定技术	操作正确，能准确描述实验现象	2	操作及现象的描述	
合计		10		

实训 八 番泻叶的鉴定

【实训目标】

1. 掌握番泻叶的性状、显微鉴别特征，识别并描绘番泻叶的横切面和番泻叶的粉末特征。
2. 会进行有关鉴别操作。

【实训材料准备】

1. 番泻叶药材、番泻叶横切永久制片、番泻叶粉末等。
2. 光学显微镜、紫外灯、载玻片、盖玻片、镊子、吸水纸、酒精灯、解剖针等。
3. 水合氯醛、蒸馏水、稀甘油等。

【实训内容】

番泻叶的性状鉴定，番泻叶的横切片显微鉴定，番泻叶的粉末显微鉴定。

【实训步骤】

1. 性状鉴定

观察番泻叶的原药材、饮片的鉴别特征。特别注意形状、叶端、叶基等特征，以及两种番泻叶的区别。

2. 显微鉴定

（1）横切片观察：对照教材观察番泻叶横切片。特别注意上下表皮、栅栏组织、海绵组织和维管束，特别注意上下表皮内侧的栅栏组织列数。

（2）粉末观察。观察粉末颜色、气、味。

对粉末进行水合氯醛透化制片，并置于显微镜下观察：①晶纤维：含草酸钙方晶；②非腺毛：单细胞，壁厚，有疣状突起；③草酸钙簇晶：存在于叶肉薄壁细胞中；④气孔：主要为平轴式。

【实训提示】

1. 尖叶番泻叶药材中能见到果实，狭叶番泻叶药材中见不到果实。
2. 番泻叶的草酸钙簇晶小且棱角尖锐，注意与大黄的草酸钙簇晶区别。

【实训思考】

1. 叶类中药的横切面构造有哪些部分？为什么说番泻叶是等面型叶？
2. 番泻叶的草酸钙簇晶和大黄的草酸钙簇晶有什么区别？

【实训报告】

描述番泻叶的主要性状特征，绘出其粉末图。

【评价标准】

学生通过实训，应掌握番泻叶的性状和显微鉴定方法。教师随机检查学生显微鉴定的能力。

考查项目	要求	分值	评分标准	实得分
性状鉴定	掌握番泻叶的性状特征	2	能概括药材形状、叶端、叶基等特征	
显微鉴定	熟练操作透化制片法，熟练使用显微镜，准确识别番泻叶粉末显微特征	2	取样适量，透化熟练，粉末未糊	
		2	制片外观整洁、视野内无明显气泡	
		2	显微镜使用规范	
		2	辨认各部位特征	
合计		10		

实训 九 红花的鉴定

【实训目标】

1. 掌握红花的性状、显微鉴别特征，识别并描绘红花的粉末特征图。
2. 熟悉红花的理化鉴别方法。
3. 会进行有关鉴别操作

【实训材料准备】

1. 红花药材、红花粉末等。
2. 光学显微镜、紫外灯、载玻片、盖玻片、镊子、吸水纸、酒精灯、解剖针等。
3. 水合氯醛、蒸馏水、稀甘油等。

【实训内容】

红花的性状鉴定，红花的粉末显微鉴定。

【实训步骤】

1. 性状鉴定

观察红花的药材的鉴别特征。特别注意：花冠颜色及特征、雄蕊数、花药颜色及特征、柱头形状及特征。

水试：将花浸入水中，注意水的颜色变化。

2. 显微鉴定

观察粉末颜色、气、味。

将水合氯醛透化制片置于显微镜下观察：

（1）柱头表皮细胞：分化成圆锥形末端较尖的单细胞毛。

（2）分泌管：由分泌细胞单列纵向连接而成，细胞内含黄棕色至红棕色分泌物。

（3）花粉粒：圆球形或椭圆形，外壁有短刺及疣状雕纹，萌发孔3个。

（4）花冠顶端表皮细胞：分化成乳头状绒毛，先端较尖。

（5）草酸钙方晶：存在于薄壁细胞中，较小。

（6）导管为螺纹，细小。

【实训提示】

1. 红花颜色较深，需蒸馏水清洗两次以上。

2. 柱头表皮细胞和花冠顶端表皮细胞不易区分，注意观察碎片边缘，前者呈锥形毛状，后者呈乳头（鱼鳞）状。

【实训思考】

1. 在显微镜下如何区别红花柱头与花冠顶端碎片？
2. 红花花粉粒萌发孔有何特征？

【实训报告】

描述红花的主要性状特征，绘出其粉末图。

【评价标准】

学生通过实训，应掌握红花的性状和显微鉴定方法。教师随机检查学生显微鉴定的能力。

考查项目	要求	分值	评分标准	实得分
性状鉴定	掌握红花的性状特征	2	能概括药材花冠及特征、雄蕊数、花药颜色及特征、柱头形状及特征等	
显微鉴定	熟练操作透化制片法，熟练使用显微镜，准确识别红花粉末显微特征	2	取样适量，透化熟练，粉末未糊	
		2	制片外观整洁、视野内无明显气泡	
		2	显微镜使用规范	
		2	辨认各部位特征	
合计		10		

实训 十 五味子的鉴定

【实训目标】

1. 熟悉五味子性状鉴定特征。
2. 掌握五味子的显微特征。

【实训材料来源】

为木兰科植物五味子 *Schisandra chinensis*（Turcz.）Baill. 的干燥成熟果实。习称"北五味子"。

五味子药材、五味子粉末、五味子果实永久制片等。

【实训仪器、试剂】

生物显微镜、紫外分析仪、临时制片用具（载玻片、盖玻片、解剖针、镊子、吸水纸、擦镜纸等）、常用学习用具（钢笔或中性笔、铅笔、橡皮、尺子等）。

水合氯醛、蒸馏水、稀甲醇、稀乙醇、氢氧化钠（钾）溶液。

【实训内容】

1. 性状鉴定

观察五味子药材性状特征。注意形状，表面颜色，果皮特点，表面"白霜"有无，果肉气味，种子形状、气味等。

2. 显微鉴定

（1）取五味子果实横切永久制片在显微镜观察，注意观察外果皮、中果皮内果皮、种皮石细胞、胚乳细胞及油细胞等。

（2）取五味子粉末少许，制作水合氯醛透化片或水装片，置于显微镜下观察：注意种皮表皮石细胞、种皮内层石细胞注意其形状、细胞壁的薄厚、纹孔大小；果皮表皮细胞的细胞壁连珠状增厚现象及角质线纹，种皮油细胞，胚乳组织中的脂肪油和糊粉粒等。

（3）取五味子药材，于水中浸泡，用镊子撕取其外果皮，制成水装片镜检其表皮细胞及油细胞。

【实训提示】

1. 加热透化时，先进行预热，并且酒精灯火苗不宜太大。

2. 加热透化后，可滴加稀甘油少许，以防水合氯醛析出，影响观察效果。

【实训思考】

1. 水合氯醛透化有什么作用？
2. 怎样识别显微制片中的种皮表皮石细胞与种皮内层石细胞？

【实训报告】

1. 记述五味子的性状鉴定特征及理化鉴定结果。
2. 绘出五味子粉末显微图。

【评价标准】

考查项目	要求	分值	评分标准	实得分
性状鉴定技术	性状鉴定方法正确，能正确识别五味子的性状特征	2	五味子的主要性状特征描述正确。能描述"白霜"的现象及解释原因	
横切片观察	能识别五味子横切面特征	2	五味子的组织结构特征识别正确	
粉末制片技术	制作方法正确，步骤合理，外观整洁，正确辨认显微特征	1	取样适量，透化熟练，粉末未糊	
		1	制片外观整洁、视野内无明显的大气泡，小气泡不超过2个	
		2	区别种皮表皮石细胞、种皮内层石细胞。辨认出果皮表皮细胞的细胞壁连珠状增厚现象及角质线纹、种皮油细胞、糊粉粒等	
表面制片技术	制作方法正确，步骤合理，外观整洁	2	能用镊子正确撕取其外果皮。制片外观整洁、视野内无明显的气泡。辨认表皮细胞及油细胞	
合计		10		

实训 十一 小茴香的鉴定

【实训目标】

1. 练习显微镜下对不同细胞形态的分辨能力。
2. 掌握小茴香的性状特征。
3. 熟悉小茴香分果横切面的结构特征。
4. 熟悉小茴香的粉末显微特征。

【实训材料准备】

1. 小茴香药材、小茴香分果横切永久制片、小茴香粉末等。
2. 光学显微镜、紫外灯、载玻片、盖玻片、镊子、吸水纸、酒精灯、解剖针等。
3. 水合氯醛、蒸馏水、稀甘油等。

【实训内容】

小茴香的性状鉴定，小茴香的分果横切面显微鉴定，小茴香的粉末显微鉴定。

【实训步骤】

1. 性状鉴定
观察小茴香药材的鉴别特征。特别注意：形状、大小、两个小分果的接合面与背面的区分、背面纵棱等。

2. 小茴香分果横切面观察
将小茴香分果横切面切片置于显微镜下观察。对照教材观察小茴香分果横切面从外向内有哪些部分？特别注意①外果皮有几列扁平细胞，呈什么形态；②中果皮在接合面部分有无油管，在背面的第二脊线间有无油管，全部中果皮部分共有油管的数目；③内果皮由何种细胞构成，细胞群呈何状排列；④胚乳细胞的内含物是什么。

3. 小茴香粉末观察
观察粉末颜色、气、味。
将水合氯醛透化制片置于显微镜下观察：①网纹细胞，棕色。壁颇厚，具卵圆形壁孔；②油管，多显黄棕色，常破碎，分泌细胞呈扁平多角形；③内果皮细胞，呈镶嵌状，由 5~8 个狭长细胞一组；④内胚乳细胞，多角形，壁颇厚，含多数的糊粉粒，糊粉粒中含簇晶。

【实训提示】

1. 镶嵌状的内果皮细胞在观察时注意细胞的排列方式。
2. 加热透化时，先进行预热，并且酒精灯火苗不宜太大。

【实训思考】

糊粉粒和淀粉粒在形态上有什么区别？

【实训报告】

描述小茴香的主要性状特征，绘出其粉末图。

【评价标准】

学生通过实训，应掌握小茴香的性状和显微鉴定方法。教师随机检查学生显微鉴定的能力。

考查项目	要求	分值	评分标准	实得分
性状鉴定	掌握小茴香的性状特征	2	能概括双悬果的形状、大小、表面颜色色、顶端的柱基、基部的果梗。分果的形状，背面纵棱的数量，接合面特征及横切面形状。气、味等	
显微鉴定	熟练操作透化制片法，熟练使用显微镜，准确识别小茴香粉末显微特征	2	取样适量，透化熟练，粉末未糊	
		2	制片外观整洁、视野内无明显气泡	
		2	显微镜使用规范	
		2	辨认各部位特征	
合计		10		

实训 十二 麻黄的鉴定

【实训目的】

1. 掌握麻黄的性状、显微鉴别特征，识别并描绘麻黄茎的横切面和麻黄的粉末特征。

2. 熟悉麻黄的理化鉴别方法。

【实训材料准备】

1. 麻黄药材、麻黄茎横切永久制片、麻黄粉末等。

2. 光学显微镜、紫外灯、载玻片、盖玻片、镊子、吸水纸、酒精灯、解剖针等。

3. 水合氯醛、蒸馏水、稀甘油等。

【实训内容】

麻黄的性状鉴定，麻黄茎横切面显微鉴定，麻黄的粉末显微鉴定。

【实训步骤】

1. 性状鉴定

观察麻黄的原药材的鉴别特征。特别注意：三种麻黄的区别。

2. 显微鉴定

（1）茎横切片观察。对照教材观察麻黄茎横切片，从外向内有哪些部分？特别注意几种纤维的位置.

（2）粉末观察。观察粉末颜色、气、味。

将水合氯醛透化制片置于显微镜下观察：①气孔特异，内陷，保卫细胞侧面观似电话筒状或哑铃形；②导管分子端壁具麻黄式穿孔板；③嵌晶纤维；④棕红色块状物。

【实训提示】

1. 三种麻黄茎在横切面上的区别是纤维的位置。

2. 在观察气孔时一定要注意气孔的形态，呈电话听筒状或哑铃状。

3. 注意麻黄的嵌晶纤维（晶体小，且呈镶嵌状）和甘草的晶纤维（方晶，存在于纤维的薄壁细胞中）的区别。

【实训思考】

1. 怎样区分嵌晶纤维与晶鞘纤维？
2. 怎样区分三种麻黄？

【实训报告】

描述麻黄的主要性状特征，绘出其粉末图。

【评价标准】

学生通过实训，应掌握麻黄的性状和显微鉴定方法。教师随机检查学生显微鉴定的能力。

考查项目	要求	分值	评分标准	实得分
性状鉴定	掌握麻黄的性状特征	2	能概括药材表面颜色、手的触感、膜质鳞叶的分裂数目、断面髓部颜色等，学会区分三种麻黄	
显微鉴定	熟练操作透化制片法，熟练使用显微镜，准确识别麻黄粉末显微特征	2	取样适量，透化熟练，粉末未糊	
		2	制片外观整洁、视野内无明显气泡	
		2	显微镜使用规范	
		2	辨认各部位特征	
合计		10		

实训 十三 薄荷的鉴定

【实训目标】

1. 熟悉薄荷的理化鉴定方法。
2. 掌握薄荷的性状特征及显微特征。

【实训材料来源】

为唇形科植物薄荷 *Mentha haplocalyx* Briq. 的干燥地上部分。

薄荷的横切面永久制片，薄荷药材，薄荷叶粉末等。

【实训仪器、试剂】

生物显微镜、紫外分析仪、升华装置、临时制片用具、常用学习用具。

水合氯醛试液、稀甘油、硫酸、香草醛、蒸馏水。

【实训内容】

1. 性状鉴定

观察薄荷药材或饮片，注意观察茎的形状，颜色，茎棱角处的茸毛，叶形，花序类型和着生部位，气味等特征。

2. 显微鉴定

（1）茎横切面观察：取薄荷茎横切组织片；观察横切面的形状、表皮、皮层、韧皮部、形成层、木质部和髓的特征。要注意厚角组织、木质部存在的部位以及腺鳞、腺毛和非腺毛的观察。

（2）粉末观察：薄荷叶粉末显微鉴定：取薄荷叶粉末适量，制作水装片，置于显微镜下观察，注意表皮细胞、气孔轴式、腺鳞、腺毛、非腺毛和橙皮苷结晶等特征。

3. 理化鉴定

微量升华：取薄荷叶粉末少量，经微量升华得油状物，加硫酸 2 滴及香草醛结晶少量，初显黄色至橙黄色，再加水 1 滴，即变紫红色。

【实训提示】

1. 横切组织片的观察，一般在低倍镜下进行观察，细胞及内含物等的特征可用高倍镜进行观察。

　　2. 薄荷叶粉末显微鉴定中的腺鳞，因观测的方向不同，形态差异较大；气孔存在于叶片的表皮细胞中，观察时易受叶绿素、橙皮苷结晶的干扰。

【实训思考】

1. 在显微镜下，如何找出薄荷叶粉末中的气孔及腺鳞。
2. 如何正确进行薄荷的荧光试验、微量升华？

【实训报告】

1. 写出薄荷的性状鉴定特征及理化鉴定结果。
2. 绘出薄荷茎的横切组织简图及薄荷叶粉末显微特征图。

【评价标准】

考查项目	要求	分值	评分标准	实得分
性状鉴定技术	性状鉴定方法正确，能正确识别薄荷的性状特征	2	薄荷的主要性状特征描述正确。能按步骤描述叶片形状	
横切片观察	能识别薄荷茎横切面特征	2	薄荷茎的组织结构特征识别正确	
粉末制片技术	制作方法正确，步骤合理，外观整洁，正确辨认显微特征	1	取样适量，透化熟练，粉末未糊	
		1	制片外观整洁、视野内无明显的大气泡，小气泡不超过2个	
		2	辨认出表皮细胞、气孔轴式、腺鳞、腺毛、非腺毛和橙皮苷结晶	
理化鉴定技术	操作正确，能准确描述实验现象	2	操作及现象的描述	
合计		10		

实训 十四 茯苓、猪苓的鉴定

【实训目标】

1. 掌握茯苓、猪苓的性状、显微鉴别特征，识别并描绘茯苓和猪苓的粉末特征。
2. 熟悉茯苓的理化鉴别方法。
3. 会进行有关鉴别操作。

【实训材料准备】

1. 茯苓药材及饮片、猪苓药材及饮片、茯苓粉末、猪苓粉末等。
2. 光学显微镜、紫外灯、载玻片、盖玻片、镊子、吸水纸、酒精灯、解剖针等。
3. 水合氯醛、蒸馏水、稀甘油、碘化钾碘试液等。

【实训内容】

茯苓、猪苓的性状鉴定，茯苓、猪苓的粉末显微鉴定，茯苓的理化鉴定。

【实训步骤】

1. 性状鉴定

观察茯苓的原药材，饮片的鉴别特征。特别注意：不规则团块状，体重，质坚实，断面颗粒性，有的具裂隙，外层淡棕色，内部白色气微，味淡，嚼之粘牙。

观察猪苓的原药材，饮片的鉴别特征。特别注意：条形、类圆形或扁块状，表面黑色、灰黑色或棕黑色，皱缩或有瘤状突起。体轻质硬，能浮于水面，断面类白色或黄白色。

2. 显微鉴定

（1）观察茯苓粉末颜色、气、味。

①用蒸馏水或稀甘油装片，观察颗粒状团块、分枝状团块；②用水合氯醛液装片不加热或5% KOH液装片，观察多糖团块溶化露出菌丝，菌丝细长稍弯曲，有分枝，无色或棕色。

（2）观察猪苓粉末颜色、气、味。

①用蒸馏水或稀甘油装片，可见散在的菌丝和与多糖粘结的菌丝团块，大多无色，少数暗棕色；②用水合氯醛液加热装片或5%氢氧化钾液装片，菌丝团块部分溶化，露出菌丝，菌丝细长、弯曲，有分枝；草酸钙结晶极多，多呈八面体形或不规则多面体。

3. 理化鉴定（茯苓）

取少许茯苓粉末，加碘－碘化钾试液数滴，显深红色（检查多糖）。

【实训提示】

1. 蒸馏水或稀甘油装片主要是为了观察多糖团块。
2. 水合氯醛液可溶解多糖，因此，观察菌丝、晶体需使用水合氯醛液制片。

【实训思考】

怎样区别茯苓和猪苓粉末？

【实训报告】

描述茯苓、猪苓的主要性状特征，绘出其粉末图并准确记录理化现象。

【评价标准】

学生通过实训，应掌握茯苓、猪苓的性状和显微鉴定方法。教师随机检查学生显微鉴定的能力。

考查项目	要求	分值	评分标准	实得分
性状鉴定	掌握茯苓、猪苓的性状特征	3	能概括药材整体形状、表面颜色、表面特征、质地等特征	
粉末鉴定	熟练操作制片方法，熟练使用显微镜，准确识别显微特征	2	制片外观整洁、视野内无明显的气泡	
		2	显微镜使用规范	
		2	能准确辨认各类特征	
理化鉴定	操作正确，能准确描述实验现象	1	操作及现象的描述	
合计		10		

第三篇

常用商品药材识别专项实训技能

实训 一 根、根茎类药材性状鉴定训练

【实训目标】

1. 初步掌握常用根、根茎类药材性状鉴定知识与技能。
2. 进一步准确识别所学习过的根、根茎类药材以及常见的混伪品。
3. 能运用性状鉴定知识与技能，鉴定未学习过的根、根茎类药材。

【实训材料准备】

1. 药材需完整，特征明显，无虫蛀、霉变现象。

（1）常用根类药材：细辛、何首乌、牛膝、川牛膝、附子（盐附子、黑顺片、白附片）、白芍、赤芍、防己、板蓝根、黄芪、甘草、苦参、葛根、人参（生晒参、红参）、三七、当归、防风、柴胡、北沙参、丹参、黄芩、地黄（生地、熟地）、桔梗、党参、木香、川木香、麦冬等。

（2）常用根茎类药材：狗脊、绵马贯众、大黄、黄连、延胡索、川芎、苍术、白术、天南星、半夏、川贝母、浙贝母、黄精、玉竹、山药、莪术（附：郁金、姜黄）、天麻等。

2. 刀片、手持放大镜。

【实训内容】

1. 准确识别所学习过的根、根茎类药材与饮片，注意外形、表面颜色及特征、质地、断面以及气味等。
2. 对未学习过的根、根茎类药材进行鉴定，找出主要性状特征。
3. 对收集的常见根、根茎类药材混伪品进行鉴定，找出与正品的区别特征。

【实训步骤】

1. 教师引导学生回顾所学过的天然药物鉴定方法，总结所学过的天然药物的主要性状特征。
2. 学生对照教材，参考教材和文献报道等，准确鉴别。
3. 教师引导学生总结。

【实训提示】

注意抓住每个天然药物的主要性状特征，即其他天然药物没有或少有的特征。

1. 常用根类药材识别训练及性状鉴别要点归纳

（1）细辛：根的形状、颜色及着生方式、质地、气味，特别注意体会辛辣与麻舌感。

（2）何首乌：块根形状、表皮颜色、质地、横切面与纵切面异常构造、粉性等。

（3）附子（盐附子、黑顺片、白附片）：盐附子注意形状、表面颜色及盐霜、气味等（注意有毒，勿尝）；黑顺片与白附片注意形状、颜色、切面颜色与筋脉、透光性、气味等。

（4）防己：形状（弯曲处深陷横沟而成的结节状的瘤块样）、质地、断面（颜色、粉性、排列较稀疏的放射状纹理）、气味等。

（5）板蓝根：形状、根头部（大小、叶柄残基、疣状突起）、根的断面、气味等。

（6）黄芪：表面颜色、韧性、断面（纤维性、皮部与木部颜色）、特殊气味等。

（7）甘草：外皮颜色、断面（颜色、粉性、"菊花心"）、特殊气味等。

（8）苦参：药材表面栓皮（厚度、颜色、形状）及脱落后所显颜色与光滑程度、质地、折断面粗纤维状、切面环状年轮、苦味程度等。

（9）葛根：形状、质地、断面（横切面同心性环纹、纵切面数条纵纹、颜色、粉性、纤维性）、气味等。

（10）人参（生晒参、红参）：注意仔细观察生晒参与红参在形状、"芦头"、"芦碗"、外表面颜色、横环纹、质地、断面、气味等异同点，尤其注意体会其特异的"参味"。

（11）三七：形状、顶端茎痕及周围有瘤状突起、表面的颜色、质地、断面、特异气味等。

（12）当归：形状、根头环纹及叶鞘的残基、颜色、质地、断面（颜色、裂隙、棕色点状分泌腔、形成层环）、气味（浓郁的甜香气、味甘、辛、微苦）。

（13）防风：根头部环纹及密集程度、残存的棕褐色毛状叶基、表面皮孔样突起及点状的细根痕、质地、断面（皮部颜色、裂隙情况、木部颜色）、特异气味等。

（14）柴胡：北柴胡注意根头大小及其顶端残留的茎基或短纤维状叶基、下部分枝情况；南柴胡注意根顶端枯叶纤维形状与数量、靠近根头处细密环纹。二者均注意质地、断面、气味等。

（15）北沙参：表面（颜色、粗糙程度、残存外皮颜色、细纵皱纹及纵沟、棕黄色点状细根痕）、质地、断面、气味等。

（16）丹参：根茎及根的形状、表面（颜色、粗糙程度、老根外皮疏松及鳞片状剥落）、质地、断面皮部与木部颜色及导管颜色与排列方式等。

（17）黄芩：形状、表面（颜色、疣状细根痕、上部粗糙情况、下部纵皱与网纹、下部顺纹和细皱）、质地、断面（断面及中心的颜色差异、老根断面特征）、气味等。

（18）地黄（生地、熟地）：形状、表面（颜色、皱缩、横曲纹）、质地、断面（颜色、光泽、黏性）、气味。注意生地、熟地二者的区别。

（19）桔梗：表面（颜色、横长皮孔样斑痕、芦头、半月形芦碗）、质地、断面

（皮部颜色与裂隙情况，形成层环、木部颜色）、气味等。

（20）党参：根头部（膨大情况、疣状突起的茎痕和芽）、颜色、环状横纹、质地、断面（裂隙及菊花心、皮部与木部颜色、形成层环）、特异气味等。

（21）麦冬：注意形状、表面颜色、质地、断面、气味等。

2. 常用根茎类药材识别训练及性状鉴别要点归纳

（1）狗脊：注意表面的长柔毛、切面近边缘处双面凸出的木质部环纹或条纹。

（2）绵马贯众：注意形状、颜色、叶柄残基及鳞片、质地、维管束数量及排列方式、叶迹维管束、鳞片、气味等。

（3）大黄：注意形状、表面及断面颜色、断面颗粒性、星点或木部放射状纹理、气味、嚼之口感及唾液颜色。

（4）黄连：注意形状、表面（颜色、不规则结节状隆起、过桥、残留的鳞叶）、质地、断面颜色、气味。

（5）延胡索：注意形状、表面（颜色、皱纹、茎痕）、质地、破碎面（颜色、角质样、蜡样光泽）、气味。

（6）川芎：注意形状（结节状拳形团状）、表面多数平行隆起的环状轮节、凹窝状茎痕、切片形状（形似蝴蝶）、断面形成层形状与油室、气味。

（7）苍术：注意形状、表面颜色与横曲纹、质地、断面（朱砂点、暴露稍久起霜）、气味。

（8）白术：注意形状、表面颜色与瘤状突起、质地、断面、气味。

（9）半夏：注意形状、表面（颜色、茎痕、针眼）、断面（颜色、粉性）。注意生品有毒，勿尝。

（10）天南星：注意扁球形形状、表面（颜色、顶端凹陷茎痕及周围麻点状根痕、小扁球状侧芽）、质地、断面（颜色与粉性）。注意生品有毒，勿尝。

（11）川贝母（松贝、青贝、炉贝）：注意三者的形状（如怀中抱月）区别、质地、断面、气味等。

（12）浙贝母：元宝贝注意一面凸出、一面凹入、表面白色粉末、颜色、气味等；珠贝注意形状、外层两枚鳞叶肥厚与抱合情况、中央小鳞叶及残茎、颜色、气味等。

（13）黄精：注意形状、表面（颜色、环节、结节上侧茎痕）、质地、断面、气味。

（14）玉竹：注意形状、表面（颜色、纵皱纹及微隆起的环节、白色圆点状的须根痕和圆盘状茎痕）、透明度、质地、断面、气味、嚼之发黏口感。

（15）山药：注意形状、表面颜色、质地、断面（颜色、粉性）、气味。

（16）莪术（郁金、姜黄）：注意形状、表面（颜色、环节有无）、质地、断面颜色、气味等。

（17）天麻（冬天麻、春天麻、家天麻、野天麻）：注意形状、顶端（鹦哥嘴有无）、表面（凹肚脐、点轮环）、质地、断面（起镜面）、特殊气味等。同时注意冬天麻与春天麻、家天麻与野天麻的区别。

3. 易混药材的性状鉴别

（1）牛膝与川牛膝：注意观察比较二者的形状、表面、质地、横切面（筋脉点的多少与排列方式）、气味等。

（2）白芍与赤芍：注意观察比较二者的表面、颜色、质地、断面、气味等。

（3）木香与川木香：注意观察比较二者的表面（有无纤维束构成的网纹，能否撕裂）、质地、断面油室情况、气味等。

（4）苍术与白术：注意观察比较归纳二者的形状、表面、质地、横切面（油点）、气味等鉴别要点。

【实训思考】

1. 如何区别根和根茎类中药？
2. 从断面上区别单、双子叶植物的根和根茎。
3. 断面有油点的天然药物多含有什么组织？
4. 断面有异性维管束的根、根茎及茎类天然药物有哪些？

【实训报告】

1. 归纳常用根、根茎类药材性状鉴定的主要内容。
2. 区别常见根、根茎类药材的混伪品。
3. 对未学习过的根、根茎类药材进行鉴定并归纳其要点。

【评价标准】

常用根、根茎类药材性状鉴定

学生通过实训，应初步掌握常用根、根茎类药材性状鉴定的知识与技能。老师应随机抽考部分学生了解实训效果。

考查项目	要求	分值	评分标准	实得分
常用根、根茎类药材性状鉴定	准确识别所学习过的根、根茎类药材与饮片性状鉴定内容，重点关注性状、表面颜色及特征、断面以及气味等。	1	准确描述其性状	
		2	准确描述其表面颜色及特征	
		2	准确描述其断面以及气味	
常见根、根茎类药材的混伪品	对常见根、根茎类药材混伪品进行鉴定并找出与正品的区别特征。	1.5	准确归纳出混伪品的性状特征	
		1.5	能找出混伪品与正品的区别要点	
未学习过的根、根茎类药材性状鉴定	对未学习过的根、根茎类药材进行鉴定并找出其主要性状特征。	2	准确归纳出主要性状特征	
合计		10		

实训 二 茎木、皮、叶类药材性状鉴定训练

【实训目标】

1. 初步掌握常用茎木、皮、叶类药材性状鉴定知识与技能。
2. 进一步准确识别所学习过的茎木、皮、叶类药材以及常见的混伪品。
3. 能运用性状鉴定知识与技能，鉴定未学习过的茎木、皮、叶类药材。

【实训材料准备】

1. 药材需完整，特征明显，无虫蛀、霉变现象。

（1）常用茎木类药材：川木通、鸡血藤、大血藤、沉香（国产）、降香、通草、小通草、钩藤等。

（2）常用皮类药材：厚朴、川黄柏、关黄柏、肉桂、杜仲、牡丹皮、香加皮、秦皮等。

（3）常用叶类药材：银杏叶、侧柏叶、桑叶、枇杷叶、番泻叶、紫苏叶、艾叶、辛夷、槐花、丁香、洋金花、金银花、红花、菊花、野菊花、蒲黄等。

2. 刀片、手持放大镜。

【实训内容】

1. 准确识别所学习过的茎木、皮、叶类药材与饮片，注意外形、表面颜色及特征、质地、断面以及气味等。
2. 对未学习过的茎木、皮、叶类药材进行鉴定，找出主要性状特征。
3. 对收集的常见茎木、皮、叶类药材混伪品进行鉴定，找出与正品的区别特征。

【实训步骤】

1. 教师引导学生回顾所学过的天然药物鉴定方法，总结所学过的天然药物的主要性状特征。
2. 学生对照教材，参考教材和文献报道等，准确鉴别。
3. 教师引导学生总结。

【实训提示】

注意抓住每个天然药物的主要性状特征，即其他天然药物没有或少有的特征。

1. 常用茎木类药材识别训练及性状鉴别要点归纳

（1）川木通：注意外表纵棱、茎节膨大、断面（菊花形、导管孔排列方式、髓部大小与形状）等。

（2）鸡血藤：注意形状、栓皮脱落处颜色、横切面（韧皮部与木部颜色、半圆形偏心性同心环、髓部位置）等。

（3）大血藤：注意形状、栓皮脱落处颜色、横切面（木质部颜色，导管呈细孔状，髓射线棕红色，放射状排列）等。

（4）沉香：注意形状、表面（刀削痕、棕黑色树脂与黄白色木部相间的斑纹）、气味（火烧）等。

（5）降香：注意形状、表面颜色、切面致密纹理、质地、油性、气味、水试等。

（6）通草：注意形状、颜色、质地、断面（色泽、中部有空心或半透明的薄膜）、纵切面梯状排列的薄膜等。

（7）小通草：注意形状、颜色、质地、断面（色泽、无空心）。

（8）钩藤：注意表面颜色、钩的形状及着生位置等。

2. 常用皮类药材识别训练及性状鉴别要点归纳

（1）厚朴：注意干皮形状、外表面颜色、内表面颜色与划之显油痕、断面（外层颗粒性，内层纤维性及颜色）、特异气味等；枝皮和根皮注意形状、质地、断面纤维性、气味等。

（2）黄柏：注意内外表面及断面颜色、断面（纤维性、裂片状分层）、气味等。

（3）肉桂：注意形状、外表面颜色、内表面（颜色，划之显油痕）、断面两层间有黄棕色线纹、气味等。

（4）杜仲：注意形状、内外表面颜色、折断面橡胶丝（颜色、细密程度、弹性）等。

（5）牡丹皮：注意形状、原丹皮与刮丹皮颜色差异、内表面结晶、质地、断面、气味等。

（6）秦皮：注意形状（呈卷筒状或槽状）、外表面（灰白色，并有灰白色圆点状皮孔）、浸出液（在日光下可见碧蓝色荧光）等。

（7）香加皮：注意栓皮松软（常呈鳞片状，易剥落）、断面（黄白色）、有特异香气等。

3. 常用叶类药材识别训练及性状鉴别要点归纳

（1）银杏叶：注意形状、颜色、二叉状平行叶脉、质地、气味等。

（2）桑叶：注意叶片形状、叶缘锯齿或钝锯齿、颜色、质地等。

（3）枇杷叶：注意形状、基部、叶缘、上表面颜色与光滑程度、下表面黄色绒毛、质地等。

（4）番泻叶：注意形状、颜色、叶基不对称、气味等。

（5）紫苏叶：注意形状、叶缘圆锯齿、上下表面颜色、质地、气味等。

（6）艾叶：注意形状、羽状深裂、上表面（颜色、柔毛及腺点）、下表面密生灰白色绒毛、柔软质地、清香气、苦味等。

4. 易混药材的性状鉴别

（1）沉香与降香。

（2）鸡血藤与大血藤。

（3）通草与小通草。

（4）香加皮与五加皮。

【实训思考】

1. 沉香与降香价格差异较大，二者如何鉴别？

2. 折断后有白色胶丝的树皮一定是杜仲吗？性状鉴别关键何在？

【实训报告】

1. 写出常用茎木、皮、叶类药材性状鉴别要点。

2. 写出沉香与降香、鸡血藤与大血藤、通草与小通草、香加皮与五加皮的性状鉴别要点。

【评价标准】

常用茎木、皮、叶类药材性状鉴定

学生通过实训，应初步掌握常用茎木、皮、叶类药材性状鉴定的知识与技能。老师应随机抽考部分学生了解实训效果。

考查项目	要求	分值	评分标准	实得分
常用茎木、皮、叶类药材性状鉴定	准确识别所学习过的茎木、皮、叶类药材与饮片性状鉴定内容，重点关注性状、表面颜色及特征、断面以及气味等。	1	准确描述其性状	
		2	准确描述其表面颜色及特征	
		2	准确描述其质地、断面以及气味	
常见茎木、皮、叶类药材的混伪品	对常见茎木、皮、叶类药材混伪品进行鉴定并找出与正品的区别特征。	1.5	准确归纳出混伪品的性状特征	
		1.5	能找出混伪品与正品的区别要点	
未学习过的茎木、皮、叶类药材性状鉴定	对未学习过的茎木、皮、叶类药材进行鉴定并找出其主要性状特征。	2	准确归纳出主要性状特征	
合计		10		

实训 三 花、果实、种子、全草类药材性状鉴定训练

【实训目标】

1. 初步掌握常用花、果实、种子、全草类药材性状鉴定知识与技能。

2. 进一步准确识别所学习过的花、果实、种子、全草类药材以及常见的混伪品。

3. 能运用性状鉴定知识与技能，鉴定未学习过的花、果实、种子、全草类药材。

【实训材料准备】

1. 药材需完整，特征明显，无虫蛀、霉变现象。

（1）常用花类药材：辛夷、槐花、丁香、洋金花、金银花、红花、菊花、野菊花、蒲黄等。

（2）常用果实、种子类药材：北五味子、南五味子、山楂、苦杏仁、桃仁、决明子、枳实、吴茱萸、巴豆、酸枣仁、诃子、小茴香、连翘、枸杞子、栀子、槟榔等。

（3）常用全草类药材：麻黄、鱼腥草、金钱草、广藿香、薄荷、穿心莲、青蒿等。

2. 刀片、手持放大镜。

【实训内容】

1. 准确识别所学习过的花、果实、种子、全草类药材与饮片，注意外形、表面颜色及特征、质地、断面以及气味等。

2. 对未学习过的花、果实、种子、全草类药材进行鉴定，找出主要性状特征。

3. 对收集的常见花、果实、种子、全草类药材混伪品进行鉴定，找出与正品的区别特征。

【实训步骤】

1. 教师引导学生回顾所学过的天然药物鉴定方法，总结所学过的天然药物的主要性状特征。

2. 学生对照教材，参考教材和文献报道等，准确鉴别。

3. 教师引导学生总结。

【实训提示】

注意抓住每个天然药物的主要性状特征，即其他天然药物没有或少有的特征。

1. 常用花类药材识别训练及性状鉴别要点归纳

（1）辛夷：注意形状、苞片内外表面被毛情况与颜色、花被片数量及排列方式、雄蕊和雌蕊数量与排列方式、气味等。

（2）丁香：注意整体形状、花冠（形状、花瓣数量与排列方式）、萼筒（形状、颜色、萼片形状与排列方式）、质地、油性、气味等。

（3）洋金花：注意形状、花萼（形状、与花冠的长度比、先端分裂情况）、花冠（形状、颜色、浅裂）、雄蕊（数量、花丝着生位置、长度）、质地等。有毒，勿尝。

（4）金银花：注意形状、颜色、被毛、气味等。

（5）红花：注意表面颜色、花冠筒细长、先端 5 裂等。

（6）番红花：注意形状、表面颜色、气味、水试等。

（7）菊花：注意呈不规则球形、总苞盘状、舌状花与管状花数量及位置、气味等。

（8）野菊花：注意呈类球形、舌状花与管状花数量及位置、气味等。

（9）槐花：注意花萼形状与颜色、花瓣数量与黄色。槐米注意观察呈卵形或椭圆形，萼的上方为黄白色未开放的花瓣等。

（10）蒲黄：注意颜色、形状、体轻、手捻有滑腻感等。

2. 常用果实种子类药材识别训练及性状鉴别要点归纳

（1）五味子：注意北五味子与南五味子的大小、果皮颜色、表面有无白色粉霜、种子数目与形状、气味及其差异等。

（2）山楂：注意形状、大小、外果皮颜色及有无灰白小斑点，气味及其差异等。

（3）苦杏仁：注意种子形状、基部、种皮（颜色、脉纹）、种仁颜色以及味等。

（4）桃仁：注意种子形状、基部、种皮（颜色、脉纹）、中部膨大等。

（5）决明子：注意形状、表面（颜色、光泽、突起棱线、线型凹纹）、子叶等。

（6）枳实：注意形状、外果皮（颜色、颗粒状突起和皱纹、果柄痕）、切面（中果皮颜色及隆起、边缘油室、瓤囊颜色、中果皮与瓤囊比例）、气味等。

（7）吴茱萸：注意形状、表面（点状突起或凹下的油点、顶端 5 角星形裂隙）、花萼、果柄被毛、特异气味、水试等。

（8）小茴香：注意形状、顶端残留的花柱基、分果（背面隆起的纵棱、接合面情况）、特异芳香气等。

（9）连翘：注意形状、表面（颜色、凸起的小斑点、纵沟）、顶端开裂情况、种子形状等。

（10）枸杞子：注意形状、表面（颜色、不规则皱纹、光泽）、果肉质地、种子数量及形状、气味等。

（11）栀子：注意形状、顶端残留萼片、表面（颜色、光泽、翅状纵棱）、断面（隆起假隔膜、红黄色种子团）、种子表面细小的疣状突起、水试等。

（12）槟榔：注意形状、表面网状浅沟纹、底部（中央圆形凹窝、旁边种脐形状）、质地、断面棕色种皮与白色胚乳相间的大理石样花纹等。

3. 常用全草类及其他类药材识别训练及性状鉴别要点归纳

（1）麻黄：注意形状、茎表面细纵棱、节上膜质鳞叶（裂片形状、颜色）、断面红棕色髓部等。

（2）鱼腥草：注意茎（扁圆、颜色、纵棱、节）、叶（形状、基部与托叶合生成鞘状）、顶生的穗状花序、搓揉后鱼腥气等。

（3）金钱草：注意形状、茎纵纹、叶（形状、着生方式、主侧脉明显与否、有无毛）、花的数量与着生方式、叶片用水浸泡透视等。

（4）广藿香：注意嫩茎与老茎形状、被毛情况、断面、叶（叶形、叶缘、及着生方式、叶柄，被毛情况）、特异气味等。

（5）薄荷：注意茎（形状、颜色、断面）、叶（叶形与着生方式、颜色、被毛情况）、轮伞花序腋生、特异气味等。

（6）穿心莲：注意茎（形状、颜色、分枝对生、节稍膨大）、叶（叶缘及着生方式、颜色）、气味等。

（7）青蒿：注意茎（形状、颜色、纵棱）、叶（三回羽状深裂、小裂片形状、被毛）、特异气味等。

4. 易混药材的性状鉴别

（1）番红花与红花。

（2）菊花与野菊花。

（3）北五味子与南五味子。

（4）桃仁与杏仁。

【实训思考】

1. 番红花与红花价格相差悬殊，二者如何鉴别？

2. 北五味子与南五味子以何种为优？如何鉴别？

【实训报告】

1. 写出常用花、果实、种子、全草类药材性状鉴别要点。

2. 写出红花与番红花、菊花与野菊花、北五味子与南五味子、桃仁与杏仁的性状鉴别要点。

【评价标准】

常用花、果实、种子、全草类药材性状鉴定

学生通过实训，应初步掌握常用花、果实、种子、全草类药材性状鉴定的知识与技能。老师应随机抽考部分学生了解实训效果。

考查项目	要求	分值	评分标准	实得分
常用花、果实、种子、全草类药材性状鉴定	准确识别所学习过的花、果实、种子、全草类药材与饮片性状鉴定内容，重点关注性状、表面颜色及特征、断面以及气味等。	1	准确描述其性状	
		2	准确描述其表面颜色及特征	
		2	准确描述其质地、断面以及气味	
常见花、果实、种子、全草类药材的混伪品	对常见花、果实、种子、全草类药材混伪品进行鉴定并找出与正品的区别特征。	1.5	准确归纳出混伪品的性状特征	
		1.5	能找出混伪品与正品的区别要点	
未学习过的花、果实、种子、全草类药材性状鉴定	对未学习过的花、果实、种子、全草类药材进行鉴定并找出其主要性状特征。	2	准确归纳出主要性状特征	
合计		10		

实训 四 其他、动物、矿物类药材性状鉴定训练

【实训目标】

1. 初步掌握常用其他、动物、矿物类药材性状鉴定知识与技能。

2. 进一步准确识别所学习过的其他、动物、矿物类药材以及常见的混伪品。

3. 能运用性状鉴定知识与技能，鉴定未学习过的其他、动物、矿物类药材。

【实训材料准备】

1. 药材需完整，特征明显，无虫蛀、霉变现象。

（1）常用其他类药材：灵芝、血竭、海金沙、五倍子、茯苓、猪苓等。

（2）常用动物、矿物类药材：珍珠、全蝎、阿胶、羚羊角、鹿茸、朱砂、滑石、石膏、白矾等。

2. 刀片、手持放大镜。

【实训内容】

1. 准确识别所学习过的其他、动物、矿物类药材与饮片，注意外形、表面颜色及特征、质地、断面以及气味等。

2. 对未学习过的其他、动物、矿物类药材进行鉴定，找出主要性状特征。

3. 对收集的常见其他、动物、矿物类药材混伪品进行鉴定，找出与正品的区别特征。

【实训步骤】

1. 教师引导学生回顾所学过的天然药物鉴定方法，总结所学过的天然药物的主要性状特征。

2. 学生对照教材，参考教材和文献报道等，准确鉴别。

3. 教师引导学生总结。

【实训提示】

注意抓住每个天然药物的主要性状特征，即其他天然药物没有或少有的特征。

1. 常用其他类药材性状鉴定

（1）灵芝：注意菌盖（形状、质地、外表颜色、光泽、环状棱纹和辐射状皱纹，

下表面密布的菌管孔）、菌柄的着生方式与漆样光泽等。

（2）血竭：注意外表颜色、粉末颜色、质地、粉末火烤与火烧时产生的现象、气味等。

（3）海金沙：注意形状、颜色、质地、水试与火试时产生的现象等。

（4）五倍子：注意形状、外表面（颜色、毛茸）、质地、断面（角质样及光泽、内壁平滑、内有死蚜虫及排泄物）及气味等。

2. 常用动物类药材性状鉴定

（1）珍珠：注意形状、颜色、透明度、光洁度、光泽、质地、破碎面层纹等特征。

（2）全蝎：区分头、胸、腹部三部分。注意头胸部与前腹部及后腹部形状、颜色、螯肢、蟹螯、后腹（颜色、节数、末节锐钩状毒刺）、气味等特征。

（3）阿胶：注意形状、色泽、光泽、质地、断面（光亮，碎片对光照视呈棕色半透明状）、气味等特征。

（4）羚羊角：注意形状、"血丝"、"水波纹"、"骨塞"、"通天眼"、色泽、透明度等特征。

（5）鹿茸：区分花鹿茸、马鹿茸。注意表面茸毛、锯口、切片颜色及"蜂窝眼"、气味等特征。

3. 常用矿物类药材性状鉴定

（1）朱砂：注意形状、颜色、条痕、光泽、体重质脆、粉末者有闪烁的光泽。有一定毒性，勿尝。

（2）滑石：注意形状、颜色、质地、手摸滑润感、无吸湿性、置水中不崩散。

（3）石膏：注意形状、颜色、质地、纵断面绢丝样光泽等。

（4）白矾：注意形状、颜色、透明度、质地、玻璃样光泽、口试（味酸、微甘而极涩）等。

4. 易混药材茯苓与猪苓的鉴别

茯苓与猪苓：观察茯苓、猪苓各商品药材的性状特征，注意其形状、颜色、质地及断面特征的观察。

【实训思考】

1. 如何从性状和显微特征上区别茯苓和猪苓？

2. 如何利用火试鉴别血竭的真伪？

3. 名贵动物药材伪品、掺伪现象较多见，要准确鉴定，确保用药安全，需要综合采用哪些鉴定手段？

【实训报告】

1. 写出常用其他、动物、矿物类药材性状鉴别要点。

2. 写出两种灵芝、茯苓与猪苓、花鹿茸与马鹿茸、血竭及伪品、海金沙与蒲黄、珍珠及伪品、阿胶及伪品、羚羊角及代用品、三种商品朱砂的性状鉴别要点。

【评价标准】

常用其他、动物、矿物类药材性状鉴定

学生通过实训，应初步掌握常用其他、动物、矿物类药材性状鉴定的知识与技能。老师应随机抽考部分学生了解实训效果。

考查项目	要求	分值	评分标准	实得分
常用其他、动物、矿物类药材性状鉴定	准确识别所学习过的其他、动物、矿物类药材与饮片性状鉴定内容，重点关注性状、表面颜色及特征、断面以及气味等。	1	准确描述其性状	
		2	准确描述其表面颜色及特征	
		2	准确描述其质地、断面以及气味	
常见其他、动物、矿物类药材的混伪品	对常见其他、动物、矿物类药材混伪品进行鉴定并找出与正品的区别特征。	1.5	准确归纳出混伪品的性状特征	
		1.5	能找出混伪品与正品的区别要点	
未学习过的其他、动物、矿物类药材性状鉴定	对未学习过的其他、动物、矿物类药材进行鉴定并找出其主要性状特征。	2	准确归纳出主要性状特征	
合计		10		

实训 五 常用商品药材识别技能强化训练

【实训目标】

通过训练，要求学生熟练掌握常用商品药材识别技能。

【实训内容】

常用商品药材（《天然药物学》教材涉及药材）识别技能训练。

【实训材料准备】

1. 提前与当地药材经营单位药材仓库或药材专业市场做好实训场地、供强化实训药材联系。
2. 提前向学生提供重点强化识别训练的药材品种清单。
3. 做好实训时间、品种轮转、指导教师及交通等安排。

【实训步骤】

1. 教师强调实训目标及纪律要求。
2. 常用商品药材识别技能强化训练。

【实训提示】

细辛：根细而辛。

何首乌：切面云锦花纹。

牛膝：质硬而脆，易折断，受潮则变柔软。中心维管束木部较大，其外围散有 2～4 轮点状筋脉点断面异型维管束。

川牛膝：较粗，质韧，不易折断。断面筋脉点多，点状排列成 4～11 轮同心环。

盐附子：呈圆锥形，被盐霜。有毒，勿口试。

黑顺片：外皮黑褐色，切面暗黄色，半透明。

白附片：无外皮，黄白色，半透明。

川乌：较肥满，有附子摘取的疤痕。有毒，勿口试。

草乌：瘦瘪，形如乌鸦头，有附子摘取的疤痕。有毒，勿口试。

白芍：表面类白色或淡红棕色，较光洁，质坚实，气微。

赤芍：表面棕褐色，较粗糙，质脆，气香。

防己：呈结节状的瘤块样，断面平富粉性，"车轮纹"。

板蓝根：根头略膨大，有密集的疣状突起。

大青叶：暗灰绿色，基部狭窄下延至叶柄呈翼状，气微而特异。

青黛：深蓝色粉末，加水振摇水层不得显深蓝色，火试有紫红色烟雾产生。

黄芪：质硬而韧，断面"金井玉栏"，嚼之微有豆腥味。

甘草：断面"菊花心"，味甜而特殊。

苦参：栓皮很薄，破裂向外卷曲，味极苦。

葛根：质韧，纤维性强，横切面由纤维形成的浅棕色同心性环纹，纵切面由纤维形成的数条纵纹。

人参：状如人形，具有特异的"参味"。

三七：顶端有茎痕，周围有瘤状突起。体重，质坚实。

当归：有浓郁的甜香气。

防风："蚯蚓头"，体轻，质松，气特异。

柴胡：根头膨大。北柴胡顶端残留数个茎基或短纤维状叶基，质硬而韧，不易折断，断面显纤维性；南柴胡顶端有多数细毛状枯叶纤维，靠近根头处多具细密环纹。质稍软，易折断，断面不显纤维性。

北沙参：表面略粗糙，质脆，易折断，气特异，味微甘。

丹参：长圆柱形，表面棕红色或暗棕红色。

黄芩：表面棕黄色或深黄色，上部较粗糙，断面黄色，中心红棕色；老根中心枯朽状或中空。

生地：不规则的团块，表面棕黑色或棕灰色，极皱缩，味微甜。

熟地：表面乌黑色，黏性大。味甜。

桔梗：质硬脆，断面"金井玉栏"，味微甜后苦。

党参："狮子盘头"。

木香：体重质坚，具特异浓烈香气。

川木香：外皮脱落处可见丝瓜络状细筋脉，体轻质脆，气清香。

麦冬：纺锤形，质柔韧，中心有细小圆形中柱。

狗脊：未去毛者全体密被光亮金黄色的长柔毛，切片近边缘 1～4mm 处有一棕黄色隆起的木质部环纹或条纹。

大黄：黄棕色，断面颗粒性。气清香，味苦而微涩，嚼之黏牙，有沙粒感。

黄连（味连）：形如鸡爪，"过桥"断面木部鲜黄色，味极苦。

延胡索：扁球形，黄色，顶端有略凹陷的茎痕，底部常有疙瘩状突起，断面黄色，角质样。

川芎：结节状拳形团块，环状轮节，切片形似蝴蝶。香气浓郁特异。

苍术：连珠状，断面"朱砂点"，香气浓郁特异。

白术："云头鸡腿"状，气清香。

半夏：类球形，凹陷的茎痕周围密布麻点状须根痕。

川贝母：松贝"怀中抱月"；青贝外层鳞叶2瓣，大小相近，相对抱合，顶部开裂；炉贝长圆锥形，"虎皮斑"。

黄精：肥厚肉质的结节块状，味甘，嚼之有黏性。

山药：粉性，断面无裂隙、无木心、无纤维，味淡、微酸，嚼之发黏。

莪术：环节突起，气味辛辣。

天麻："鹦哥嘴"（冬麻）、表面"点轮环"、断面"起镜面"、"马尿臭"。野天麻椭圆形，家天麻长条形。

木通：具突起的皮孔，皮部较厚，可见淡黄色颗粒状小点，木部射线呈放射状排列。

川木通：表面有纵向凹沟及棱线，切片皮部薄，残存，木部布满导管孔。

鸡血藤：切面数个偏心性半圆形环，髓部偏向一侧。

通草：断面中部有半透明的薄膜，纵剖面薄膜呈梯状排列。

小通草：圆柱形，体轻，质松软，有弹性。断面平坦，无空心。

钩藤：带钩茎枝。

牡丹皮：内表面常见"亮银星"，气芳香，有麻舌感。

厚朴：断面外层颗粒性，内层纤维性。气香，味辛辣。

厚朴花：雄蕊、雌蕊多数，螺旋状排列在花托上，气香。

肉桂：断面颗粒性，内外层间有一条黄棕色的线纹（石细胞环带），气香浓烈，味甜辣。

杜仲：折断面有细密、银白色、富弹性的胶丝。

黄柏：内外表面、断面色黄。

秦皮：浸出液在日光下可见碧蓝色荧光。

香加皮："糟皮白里有香气"。

五加皮：断面可见淡黄棕色的点状树脂道，气微香，味微辣而苦。

银杏叶：二叉状平行叶脉。

侧柏叶：小枝扁平，叶细小鳞片状，交互对生，贴伏于小枝上。

柏子仁：质软，富油性。

桑叶：边缘有锯齿，气微。

枇杷叶：下表面被黄色绒毛，革质而脆。

番泻叶：浅黄绿色，全缘，叶基不对称，气微而特异。

紫苏叶：下表面紫色，气清香。

艾叶：下表面密生灰白色绒毛，柔软，搓之可成绒团，气清香，味苦。

辛夷：毛笔头状，气芳香。

槐花：花萼钟状，5浅裂，花瓣5，黄白色。

丁香：研棒状，气芳香浓烈，味辛辣，有麻舌感。

金银花：上粗下细，呈棒状，多被毛，气清香。

红花：不带子房管状花，红黄色或红色，以水浸泡，水呈黄色而花不褪色。

菊花：气清香，形状因不同规格而异。

野菊花：类球形，较小，黄色，气芳香。

蒲黄：黄色粉末，手捻有滑腻感，易附着在手指上。

五味子：五味俱全。北五味子肉厚，显油润，有的可见"白霜"；南五味子肉薄，干瘪。

山楂：外皮红色，有灰白色小斑点，味酸微甜。

苦杏仁：扁心形，肥厚，味苦

桃仁：扁长卵形，边缘较薄。

决明子：两端平行倾斜，背腹面各有 1 条突起的棱线。

枳实：小半球形，切面皮部占 2/3 以上。

枳壳：半球形，切面皮部较窄，稍隆起，"青皮白口"。

吴茱萸：球形，气芳香浓郁，味辛而苦。

巴豆：卵圆形，具三棱。有毒，勿尝。

酸枣仁：平滑有光泽，一面较平坦，中间有 1 条隆起的纵线纹。

小茴香：背面有纵棱 5 条，有特异香气。

连翘：表面有多数凸起的小斑点，两面各有 1 条纵沟。

马钱子：圆纽扣形，密被茸毛，呈辐射状排列。有毒，勿尝。

枸杞子：红色，柔润，味甜。

地骨皮："糟皮白里无香气"。

栀子：具 6 条翅状纵棱，顶端残存萼片。

槟榔：断面大理石样花纹（槟榔纹）。

麻黄：髓部红棕色。

鱼腥草：叶心形，叶柄基部与托叶合生，鞘状，鱼腥气。

金钱草：叶主脉明显，侧脉不明显，无毛，花单生于叶腋。

广金钱草：茎密被红色短柔毛，叶下表面具灰白色紧贴的绒毛。

广藿香：老茎圆柱形，被柔毛。叶柔软，皱缩成团，被灰白色茸毛。气香特异。

薄荷：特异薄荷气味。

穿心莲：深绿色至墨绿色，味极苦。

绞股蓝：鸟趾状复叶互生，卷须生于叶腋，小叶常 5~7 片。

青蒿：叶三回羽状深裂，气香特异。

茵陈：全体密被白色茸毛，绵软如绒。

石斛：黄色，有光泽，具细纵纹或纵沟。

冬虫夏草：足 8 对，子座与虫体等长或稍长。

灵芝：菌盖有光泽。

茯苓：肥满，棕黑色，体重

猪苓：干瘦，黑色，体轻。

乳香：泪滴状，黄白色，半透明。

没药：形状不规则，黄棕—红棕色，不透明。

血竭："黑如铁，红如血"。

海金沙：粉末状，棕黄色，手捻有光滑感。火试有爆鸣声。

冰片（合成龙脑）：透明片状松脆结晶，气清香。

五倍子：断面角质样，有光泽，有粉状排泄物。肚倍纺锤形囊状，角倍具不规则角状分枝。

芦荟：特殊臭气，味极苦。

珍珠：彩色光泽，断面呈层状。

珍珠母：内表面具彩色光泽。

全蝎：前腹部7节，后腹部6节，末节有锐钩状毒刺。

蜂蜜：半透明、带光泽、浓稠液体，气芳香，味极甜。

阿胶：有光泽，半透明。

羚羊角："通天眼"、"水波纹"。

鹿茸：密生茸毛的幼角。

鹿角："珍珠盘"、"苦瓜棱"。

麝香：气香浓烈而特异。

朱砂：红色，具光泽，条痕红色。

雄黄：深红色或橙红色，条痕淡橘红色，晶面有金刚石样光泽。有特异的臭气。

滑石：滑润感，条痕白色，无吸湿性。

石膏：体重，手捻则碎，纵断面见纤维纹，显绢丝样光泽。

芒硝：无色透明或类白色半透明。

玄明粉：为结晶状细粉末，白色，质轻，味咸而微苦。有吸湿性。

炉甘石：粉性，无光泽，表面多孔，似蜂窝状。条痕白色，有吸湿性

白矾：透明或半透明。表面有玻璃样光泽，附有白色细粉。

【实训思考】

药材商品与日常教学用药材有无差异？如何克服由此带来的药材鉴别困难？

【实训报告】

1. 归纳出常用商品药材的产地、商品规格等级。
2. 归纳"老药工"的经验鉴别术语及商品药材的主要鉴别特征。
3. 写出性状鉴定的定义、内容及特点。

【评价标准】

常用商品药材识别

学生通过实训，应初步掌握常用商品药材识别的知识与技能。老师应随机抽考部分学生了解实训效果。

考查项目	要求	分值	评分标准	实得分
辨识商品药材的产地、包装、商品规格等级	准确识别出商品药材的产地、包装材料、商品规格等级等。	1.5	准确识别出商品药材的产地	
		1	准确识别出商品药材的包装材料	
		1	准确识别出商品药材的规格等级	
经验鉴别术语及商品药材的主要鉴别特征	"老药工"的经验鉴别术语及商品药材的主要鉴别特征	1	准确归纳出"老药工"的经验鉴别术语	
		3	准确归纳出商品药材的主要鉴别特征	
实训报告及纪律	实训报告内容完整、纪律要求	1.5	实训报告内容记录完整	
		1	遵守纪律	
合计		10		

第四篇

天然药物鉴定技能综合考试

项目一 药材识别技能考试

本项考试重点考核学生对常用天然药物的快速识别能力，要求每种药材的识别及名称、药用部位书写在 30 秒钟内完成。

【考前准备】

1. 在天然药物实训所要求的常用药材中抽取 25～30 种易混或难于鉴别且特征明显的药材，作为药材识别技能考试品种，并编上序号。

2. 将序号制在答卷上。

3. 将条桌首尾相接，摆放成封闭式的 Z 字形，并将已编上序号的药材按照每个品种不低于 1.5 米的间距摆放在桌面上。

4. 监考教师不少于 4 人。

【考试实施】

1. 开考前，将试卷发放给学生并集中讲清考试注意事项。

2. 学生依次站在指定序号药材位置。

3. 不能超时。

4. 考试结束后，立即上交答卷。

【成绩评定】

以答卷为依据计算成绩。错别字不得分。满分 50 分。

附：药材识别技能考试试卷

药材识别技能考试试卷

班级_____姓名_____学号_____成绩

注意事项：

①每种药材的识别及名称、药用部位、功效分类书写在30秒钟内完成。

②答卷书写时必须按照药材编号对号；药材名称要求使用通用名称。

答卷部分：

序号	药材名称	药用部位	功效分类	序号	药材名称	药用部位	功效分类
1				16			
2				17			
3				18			
4				19			
5				20			
6				21			
7				22			
8				23			
9				24			
10				25			
11				26			
12				27			
13				28			
14				29			
15				30			

项目 二 药材粉末临时装片与显微镜操作技能考试

本项考试重点考核学生的粉末临时标本片制作技能、显微镜使用操作技能、显微鉴别特征观察技能等。考试限 20 分钟内完成。

【考前准备】

1. 设备材料

显微镜、临时制片用具（载玻片、盖玻片、镊子、解剖针、擦镜纸、吸水纸、白瓷板等）、水合氯醛试液、稀甘油、蒸馏水、酒精灯、药材粉末（如大黄、甘草等）。

2. 考试分组

每人一组。每个教师负责 6~7 人的评分。

【考试步骤】

（一）药材粉末临时装片

1. 药材粉末稀甘油装片。
2. 药材粉末水合氯醛透化制片

（二）显微镜操作与显微特征观察

【成绩评定】

满分 50 分。评价标准见"药材粉末临时装片与显微镜操作技能考试评价表"。

药材粉末临时装片与显微镜操作技能考试评价表

考查项目	要求	分值	评分标准	实得分
药材粉末临时装片	制作方法正确，步骤合理，外观整洁，无大气泡，视野清晰	25 分	1. 制作临时装片的方法正确（稀甘油装片 5 分，水合氯醛透化制片 10 分） 2. 外观整洁（2 分） 3. 镜检 （1）视野内无明显的大气泡，小气泡不超过 2 个（5 分） （2）水合氯醛透化制片处理彻底，便于显微观察（3 分）	
显微镜使用	正确使用显微镜，能看到清晰的图像，指针指向主要显微鉴别特征	25 分	1. 显微镜提取和安放显微镜的操作正确（5 分） 2. 调光置片操作规范（7 分） 3. 能看到清晰的图像，指针指向主要显微鉴别特征（10 分） 4. 显微镜还原、装箱操作正确（3 分）	
合计		50 分		

实训报告

班级：_____姓名：_____学号：_____成绩：

实训报告

班级：_____ 姓名：_____ 学号：_____ 成绩：

实训报告

班级：_____ 姓名：_____ 学号：_____ 成绩：

实训报告

班级：_____ 姓名：_____ 学号：_____ 成绩：

实训报告

班级：_____ 姓名：_____ 学号：_____ 成绩：

实训报告

班级： _____ 姓名： _____ 学号： _____ 成绩：

实训报告

班级：_____ 姓名：_____ 学号：_____ 成绩：

实训报告

班级：_____ 姓名：_____ 学号：_____ 成绩：

实训报告

班级：_____ 姓名：_____ 学号：_____ 成绩：

实训报告

班级：_____姓名：_____学号：_____成绩：

附　录

附录 一 光学显微镜操作使用规程

1. 取镜和放镜

取镜时应右手握住镜臂，左手托住镜座，保持镜体直立，放在身体的左侧距桌边约 5~6cm 处，右侧放置实训教材、实训报告、绘图工具等。严禁用单手提着显微镜走，以防目镜滑出。

2. 对光

一般可用由窗口进入的散射光，或用日光灯做光源，避用直射阳光。对光时用手旋转转换器（不能用手推物镜，防止物镜光轴偏离，形成彗星图像）把低倍镜转到中央，对准载物台上的通光孔，然后用眼睛从目镜向下注视，同时转动反光镜，使镜面向着光源，光弱时可用凹面镜。当在镜筒内见到一个圆形而明亮的视野时，再利用聚光镜或虹彩光圈调节光的强度，使视野内的光线均匀而明亮。

3. 低倍镜的使用

观察任何标本，都必须先用低倍镜，因低倍镜的视野大，工作距离长，容易发现目标，确定要观察的部位，同时不易损坏物镜。

（1）放置切片 转动粗调焦螺旋升高镜筒（或降低载物台），打开标本卡把玻片标本卡在载物台中央，或用压片夹压住载玻片的两端，转动标本助推器使材料正对通光孔。

（2）调焦 两眼从侧面注视物镜，并慢慢按顺时针方向转动粗调焦螺旋，使镜筒徐徐下降（斜筒式显微镜是使载物台上升）至物镜离玻片约 5 mm 处。用左眼或双目注视镜筒内，同时按反时针方向转动粗调焦螺旋使镜筒上升（斜筒式显微镜是使载物台下降），直到看见清晰的物像为止（注意不可在调焦时边观察边下降镜筒，否则会使物镜和玻片触碰，压碎玻片，损伤物镜）。如一次看不到物像，应重新检查材料是否放在光轴线上，重新移正材料，再重复上述操作过程，直至物像出现和清晰为止。

为了使物像更加清晰，此时可轻微转动细调焦螺旋使物像达到最清晰。当细调焦螺旋向上或向下转不动时，即表明已达极限，切勿再硬拧，而应重新调节粗调焦螺旋，拉开物镜与标本间的距离，再反拧细调焦螺旋，约 10 圈左右，（一般可动范围为 20 圈）。有的显微镜可把微调基线拧到指示微调范围的两条白线之间，再重新调整焦点至物像清晰为止。

（3）低倍镜的观察 焦点调好后，可根据需要，移动玻片使要观察的部分在最佳位置上。找到物像后，还可根据材料的厚薄、颜色、成像反差强弱是否合适等再调节，如视野太亮，可降低聚光器或缩小虹彩光圈，反之则升高聚光器或开大光圈。

4. 高倍镜的使用

（1）移动目标，转换物镜 因高倍镜只能将低倍镜视野中心的一部分加以放大，故在使用高倍镜前，应在低倍镜中选好目标并移至视野的中央，转动物镜转换器，把低倍物镜移开，换上高倍物镜。（因高倍镜工作距离只有 0.53 mm 操作时要小心，防止镜头碰击玻片）

（2）调焦　正常情况下，显微镜出厂时，已被设计成等高调焦，即由观察状态的低倍物镜转换到高倍物镜下，在视野中即可见模糊物像，所以只要稍微转动细调焦螺旋，即可见到清晰的物像。

（3）调节亮度　在换用高倍镜观察时，视野变小变暗。所以要重新调节视野的亮度. 此时可以升高聚光器或放大虹彩圈。

5. 油镜的使用

在使用油镜之前，也要先用低倍镜找到被检部分，并移到视野中心，然后再换用油镜。

使用油镜时，须先在盖玻片上滴加一滴香柏油，才能使用。用油镜观察标本时，绝对不许使用粗调焦螺旋，只能用细调焦螺旋调节焦点。如盖玻片过厚，必须换成薄片方可聚焦，（因油镜的工作距离是 0.198mm），否则会压碎玻片、损伤镜头。

油镜使用后，应立即以擦镜纸蘸少许乙醚和无水乙醇（7∶3）的混合液，擦去镜头上的油迹。

6. 显微镜还原

观察结束，需还原显微镜。步骤为：先升高镜筒（或降下载物台），取下玻片，再转动物镜转换器，使物镜镜头离开通光孔，再降下镜筒（或降下载物台），并使反光镜与桌面垂直，用纱布擦净镜体，用擦镜纸擦净镜头，罩上防尘罩。仍用右手握住镜臂，左手托镜体，按号放回镜箱中。

7. 指针的安装及测微尺的使用

①安装指针的简易方法

如果显微镜没有指针，可以自行安装，具体方法是先将目镜的上盖旋下，剪取 5 ~ 10 mm 一段头发，用镊子夹住，在另一头蘸上加拿大树胶，将其黏贴在目镜内壁的金属铁圈上，并使指针的尖端位于视野的中央，稍干后，旋紧上盖即可使用。

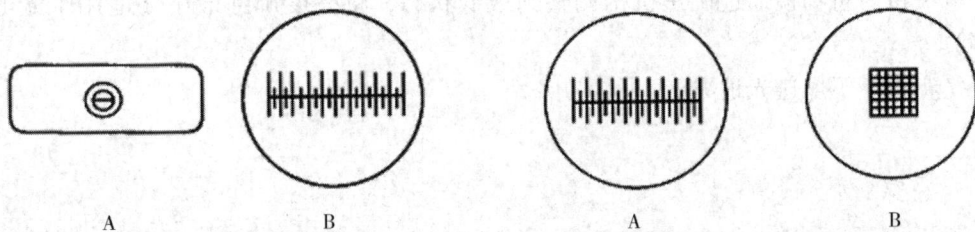

A	B	A	B

图附录 - 1　台式测微尺　　　　　　　　　　　　图附录 - 2　目镜测微尺
A. 具标尺的载玻片　B. 标尺的放大　　　　　　　　A. 直线式　B. 网格式

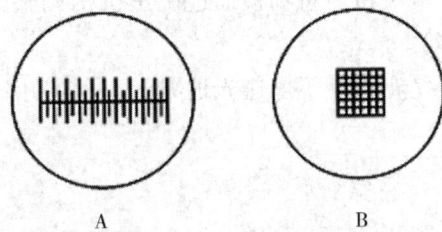

②测微尺的使用

（1）镜台测微尺　一种特制的载玻片，中央有一个具刻度的标尺，全长为 1 mm，共分 100 小格，每小格 0.01 mm。（图附录 - 1）

（2）目镜测微尺　放在目镜内的一种标尺，为一块圆形的玻璃片，直径 20～21mm，上面刻有不同形式的标尺。有直线式和网格式两种，测量长度一般用直线式，共长 10 mm，分成 10 大格。每大格又分成 10 小格，共 100 小格（图附录 –3）。网格式测微尺用于计算数目和测量面积（图附录 –2）。

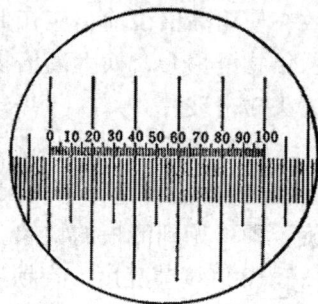

图附录 –3　目镜测微尺测量长度

（3）细胞及细胞内含物等的测量　先将目镜测微尺装入目镜内的铁圈上，用镜台测微尺标化。标化时，转动目镜，移动镜台测微尺，使两种量尺的刻度平行，并使它们的一端重合，再找出另一端的重合刻度，分别记录目镜测微尺和镜台测微尺重合范围内的刻度。计算出目镜测微尺每小格在该物镜条件下所相当的大小（μm）。如用 5×目镜和 4×物镜，测得目镜测微尺的 100 格，等于镜台测微尺的 50 格，即目镜测微尺在这一组合中每格实际长度为 5μm。测量时，以目镜测微尺测量被检物的小格数，乘以每小格的大小（μm）即得。如果用不同倍数的目镜，必须重新标化和计算。

8. 光学显微镜的日常维护、保养

①试训室应具备三防条件：防震（远离震源）、防潮（使用空调、干燥器）、防尘（地面铺上地板）；电源：220V±10%，50Hz；温度：0～40℃。

②调焦时注意不要使物镜碰到试样，以免划伤物镜。

③当载物台垫片圆孔中心的位置远离物镜中心位置时不要切换物镜，以免划伤物镜。

④亮度调整切忌忽大忽小，也不要过亮，影响灯泡的使用寿命，同时也有损视力（适用于光电显微镜）。

⑤所有（功能）切换，动作要轻，要到位。

⑥关机时将物镜通过调焦机构调整到最低状态，将亮度调到最小（适用于光电显微镜）。

⑦存放于干燥避光地方。

附录 二 SH10A型快速水分测定仪操作使用规程

正确地使用本仪器，须掌握最佳的测试工艺过程，才能达到最好的测试效果。由于环境的温度和湿度对试样物质的含水率正确测定有较大的影响，因此一般要按下列步骤进行：

1. 干燥处理

在红外线的辐射下，秤盘和秤盘架部件表面吸附的水分也会受热蒸发，它直接影响测试精度，因此在工作前必须对秤盘和秤盘架进行干燥处理，（干燥处理只要把需用的秤盘全部放进干燥箱内，斜靠在两边的壁上进行加热，去除吸附的水分）。

2. 称试样物质的重量

称试样物质和重量必须在常温下进行，取样可以采取下两种方法：

（1）仪器经干燥处理冷却到常温后，用10g砝码校正天平零位，然后对试样物质进行称量，按选定的量值把试样物质全部称好，放置在备用秤盘或其他容器内。

（2）选用精度不低于5μg的天平称试样重量，这种取样方法尤其适用于生产工艺过程中的连续测试工作，能大大加快测试速度。

3. 预热调零

由于天平是不等臂上皿式，工作时秤盘在干燥箱内上下运动，时间一长，干燥箱内秤架热量会传到横梁一端，使横梁一臂受热产生膨胀伸长，改变常温下平衡力矩，使天平零位改变产生天平误差。

消除误差方法：

（1）在加码盘内加上10g砝码，按下红外线灯电源开关约20分钟后再开启天平，观察投影屏上的刻线不再移动时即可校正天平零位。

天平经预热校正后的零位，在连续测试中不能再任意校正，如果产生怀疑，应按上述方法重新校正。

（2）每次测试结束后，取下试样，在秤盘上放10g砝码，这时再观察天平零位平衡值与测试前平衡之差，此值应折合在含水率上。

4. 加热测试

天平经预热调零后，取下10g砝码，把预先称好的试样物质均匀地倒在秤盘内（当试样重量在10g以下时，应在加码盘内加适量的平衡砝码，使天平平衡），然后对试样物质进行加热（加热时天平可关闭，待设定时间到再开启天平，这样使天平刀子不容易磨损，并且保证了天平的再现性）。

在使用10g或5g的定量试样时，样品的含水量不大于1g，可在投影屏内直接读取试样的含水率。若样品的含水量大于1g时；应关闭天平在加码盘上添加1g砝码后、继续测试。

如果试样物质在加温很长时间里仍达不到恒重点，一般有两种可能：

（1）试样温度偏低水分蒸发缓慢。

（2）试样温度偏高使试样中游离水蒸发的同时，试样物质本身被挥发或分解，甚至被溶化。

因此试样的温度和时间是测定水分正确性关键，在试样的失重曲线上会有一段恒重点，可用低温加热使这段恒重点适当延长，便于观察和掌握读数的时间。

5. 温度控制器的使用

旋转调温旋钮开始时可把调温旋钮旋到最大位置（约10分钟），使温度迅速上升，然后根据不同试样物质的温度，将调温旋钮向小的方向转，逐渐微调到某刻线，同时观察温度计所指示是否达到要求设定温度误差超过 ±2℃时，可继续旋动调温旋钮，直至温度到达设定温度，此时红外线灯有亮变暗淡，又有暗淡变亮的反复现象，这说明温度控制器在自动控制温度，（由于控制器采用半导体热敏电阻，其特性是非线性，因此调温旋钮所指示的刻度为非温度指数），正确值以温度计指示为准。

6. 定时器的使用

定时器设定范围为 0～30 分钟，使用时可根据试样的干燥所需时间进行设定，定时器旋钮所指的刻线每格约1分钟左右，例如需要10分钟，将旋钮转10格，这时，定时器旋钮自动转回，转到零位时，蜂鸣就报警（即10分钟时间到），旋钮向红点处旋转报警消除。

7. 读数及计算

天平的微分标尺共有刻度200个分度（不包括两端的辅助线），在标尺的垂直方向上有三组数值，他们代表了三种不同量值。

（1）左起第一组，使用于10g定量的试样测定，每分度（含水率百分数）为0.5%，200个分度合计为10%。

（2）左起第二组，使用于5g定量的试样测定，每分度（含水率百分数）为0.1%，200个分度合计为20%。

（3）右起第一组，使用于取样在10g以下的任意试样重量测定，分度值为0.005g，200分度合计为1g。

当使用10g或5g时的定量测定：10g含水率小于10%、5g含水率小于20%，含水率可直接在微分标尺显示上读取。当10g含水率超过10%、5g超过20%时，应在加码盘上加上1g砝码（在10g定量测定时1g砝码等于10%，当5g定量测定时1g砝码等于20%），此时加码上添加砝码应与微分标尺显示的百分比相加，见例一、例二。当使用10g以下任意重量的测试公式：

$$M = \frac{W_1 - W_2}{W_1} \times 100\%$$

式中，M 为含水率（%）W_1 为烘干前样品重量（g）；W_2 为烘干后样品重量（g）

例一：

设：试样重量为 l0g，在左起一组上经过烘干后微分标尺显示值读得量值为 0.5%，加码盘上添加砝码为 2g，其含水率：

$$M = 0.5\% + 20\% = 20.5\%$$

例二：

设：试样重量为 5g，在左起第二组上经过烘干后微分标尺．显示值读得量值为 1%，加码盘上添加砝码为 1g，其含水率：

$$M = 1\% + 20\% = 21\%$$

例三：

设：试样重量为 4g，在右边第一组上，经过烘干后微分标尺显示值读得量值为 0.05g，其含水率：

$$M = \frac{4 - 3.95}{4} \times 100\% = 5\%$$

从例一和例二证明，使用定量 10g、5g 测试方法，只要将加码盘上添加砝码量，同标尺显示的量值累加即可，计算十分方便。

操作者可以通过试验，根据被测试样物质的性能，对试样重量、温度、加热时间等的选定，得出一套切合实际的基本测试工艺，以减少测试中不必要误差。

8. 衡量完毕，应将被测物质或砝码取下，不可留置盘中。

9. 仪器的主件，横梁上各个零件除平衡母外，不可任意旋动、拆卸以免仪器损坏。

10. 仪器的维护保养

（1）仪器应经常保持清洁，避免灰尘及棉毛纤维等物粘在天平上，以免影响天平的准确性，使用完毕后应套上防尘罩，仪器暂时不使用应放硅胶干燥剂。

（2）当光学零件上有灰尘时，应先用软毛刷刷去灰尘，然后用擦镜纸揩拭，严禁用手去抚摸光学零件。

（3）切勿有杂物落进磁阻尼器中，以免影响天平的准确性。

（4）仪器的计量性能和等量秤盘、砝码，根据使用频繁程度必须定期检查。

附录 三 药材火试鉴别的一般方法与原理

一、药材火试法鉴别的原理

火试法是经验鉴别方法的重要内容,是利用火烧时产生的特别现象来鉴别药材。根据火烧产生现象的不同,可归纳为如下类型:

(一)颜色变化

1. 焰色反应

某些金属离子在火上呈色不同,故可利用焰色反应鉴定含相应金属的矿物药。如白矾主含硫酸铝钾,而钾离子焰色为紫色,故置火焰上呈紫色焰;芒硝主含硫酸钠,而钠离子具黄色焰,故芒硝置火焰上呈黄色焰,石膏主含硬硫酸钙,而钙离子具砖红焰,故将石膏加稀盐酸溶解后置火焰上有砖红焰。为了使焰色反应更明显、更准确,可采用无机分析上的焰色反应技术,即用铂金丝棒先在浓盐酸中蘸浸,置酒精灯火焰上烧至无焰色后,再蘸待测溶液做焰色试训。

2. 变色反应

如炉甘石烧热时变为黄色,冷后变为白色;阳起石烧热时呈红色,冷后变为黑色。

(二)升华

升华指固体物质受热后,不经液化过程,直接变成气体,遇冷又变成固体的物理现象。通常利用药材经升华后产生的升华物结晶形态来鉴定。如大黄粉末升华后,可检出黄白色梭状或针状结晶;牡丹皮升华后,可见长柱形或簇状结晶;麻黄升华后,可见细针晶或砂晶;虎杖升华物为黄色针晶;龙脑、冰片升华物为黄白色梭状或针状结晶。

(三)产生烟雾

如青黛火烧时有紫蓝色烟雾;血竭火烧时有浓烟,呛鼻并有香气;雄黄烧之产生黄白色烟,并有蒜样臭气;煤珀烧之产生灰褐色烟雾,麝香、樟脑、琥珀烧之有白色烟雾。

(四)产生气味

火试时散发出来的香气或臭可用于药材鉴别。如麝香、沉香、降香等多种芳香性药材,火烧时均能产生一定的特殊香气;安息香的苯甲酸气;朱砂、自然铜、硫磺的刺激性气;砒石、雄黄的大蒜样臭气等均有鉴别意义。

(五)发出声音

指火烧时发出的迸裂、爆鸣现象。如麝香烧之迸裂跳动,并有爆鸣声;海金沙烧之产生火星和爆鸣声，火硝易燃易爆等。

（六）失水

指火烧时失去结晶水的现象。如石膏、白矾粉置玻璃管中，火烧时，管壁产生水珠；胆矾置玻璃管中火烧，不但产生水珠，并由蓝色变成白色，遇水后又恢复成蓝色。

（七）其他变化

如硼砂火烧形成玻珠样物；熊胆烧之起白泡而无腥气等。

二、火试法在药材鉴别中应用

1. 麝香

取少量麝香撒入炽热的金属片上灼烧，初则迸裂，随即熔化膨胀起泡，油点似珠，香气浓烈，灰化后呈白色，无毛，肉焦臭，无火焰、火星出现。其掺伪物有熟蛋黄、动物肝脏、肌肉、血块、锁阳粉、桂皮粉、儿茶粉、淀粉、铅粉、铁粉等。

2. 血竭

血竭置白纸上，用火烘烤则熔化，无油迹扩散。对光照视呈鲜红色，火燃呛鼻，伴有苯甲酸样香气。伪品一般由松香、猪血、红色染料加血竭伪造而成，用纸烘烤，易熔化变黑或成块状，且有油迹扩散，以火烧之，冒黑烟，有强烈的松香气。

3. 玳瑁

真品燃烧时，火光闪烁，并时有爆裂声，不冒烟。而伪品燃烧时，有臭气，有火焰，无闪亮，冒烟。

4. 珍珠

真品燃烧时，有爆裂声，呈层状破碎，有众多菲薄的银灰色小片，有色泽，无气味。

5. 乳香

乳香遇热变软，烧之微有香气，冒黑烟，并遗留黑色残渣。掺假品一般含有松香，烧之有松香气。

6. 海金沙

海金沙置火中，易燃烧，发生爆鸣声且有闪光，无灰渣残存。掺伪品以黄土和海金沙混合而成，烧之有较黑色灰渣残留。

7. 青黛

正品青黛火烧时产生紫色烟雾，且时间较长，可与伪品区分。

8. 沉香

正品沉香燃烧时发浓烟及强烈香气，并有黑色油状物渗出。伪品烧之无浓烟，无沉香气，无黑色油状物渗出。

9. 熊胆

用火烧时有腥气的为伪品，若燃烧时起泡而无腥气的为真品。

10. 蜂蜡

将样品置坩埚内直火加热，在熔化时，真品蜂蜡有较明显的蜂蜜样香气；而伪品有汽油或沥青燃烧时产生的异味。

11. 朱砂

取本品研粉末，取两根火柴，用一根挑粉末少许在火柴杆上，擦着另一根火柴，点燃有药末的火柴，这时可观察火柴燃烧后的焦火柴杆上是否有晶亮的细小的水银球，有的为真品，没有的为伪品。

12. 苏木

取本品一块，用火烧，灰烬呈白色，为真品；伪品火烧，灰烬呈黑色。

附录 四 药材水试鉴别的一般方法与原理

一、药材水试鉴别的原理

水试法是经验鉴别方法的重要内容，是利用加水或置于水时产生的特别现象来鉴别药材。根据产生现象的不同，可归纳为如下类型：

（一）显色或颜色变化

1. 药材固有颜色溶解于水中而显色。如熊胆入水，其中的胆红素等逐渐溶出，故可随固体胆仁入水下沉过程中产生黄色线状溶出物，又因其质重于水，故溶出物积于杯底；又如栀子黄素等溶出而显橙黄色。

2. 药材的某种成分遇水后，产生水解，有的进一步产生氧化、分解等化学变化或与酸碱产生变色反应导致呈色或颜色变化。如黄芩所含黄芩苷遇水分解，使黄色逐渐转变为绿色；如玄参所含环烯醚萜苷类成分遇水分解产生黑色物质故而入水溶出黑色物。再如苏木所含苏木素溶水呈红色，若加酸则产生化学变化而呈黄色。

3. 药材所含荧光物质，溶于水后产生荧光。如秦皮所含七叶苷等香豆精成分，溶水透光观察呈黄棕色，在暗背景下，于入射日光直角方向观察，可见蓝色荧光。含荧光物质的药材较多，但大都因含量较少或荧光太弱，在日光中可见光干扰下，不易看到，通常需在暗室中，在紫外灯下观察。

4. 某些药材所含结晶水变化而引起颜色变化。如胆矾加热灼烧，失去结晶水成白色，再加水产生含水硫酸铜而溶解，故水呈蓝色；天竺黄原为象牙色，遇水后逐渐生成结晶水产物而呈淡绿色至天蓝色。

（二）沉浮作用

1. 沉水

因被试药材体重质密，或亲水性强，水迅速透入而使体重增加，故而沉于水。如沉香、降香、丁香、没食子、楮实子、亚麻仁等有沉水作用。

2. 浮水

因被试药材体轻质地疏松，或疏水，因而浮于水。如通草、浮海石、青黛等有浮水作用。

3. 旋转现象

某些药材，如熊胆、麝香等，因试用量均少，其小粒或片块在水中因迅速溶解时因各部位接触而大小不同，溶出速度有异，在进入和溶解渗出作用力的作用下，可产生旋转现象。

4. 泡沫反应

被试药材如含皂苷，树胶等多量溶水性高分子物质，在振动作用下，产生大量泡沫，并能保持一段时间，不易消失。如皂角、桔梗等有明显的泡沫反应。

5. 乳化与乳浊反应

树脂类药材，因所含树脂、树胶、色素等物质，与水共研，产生一定颜色的乳化液。如乳香与水共研成白色或淡黄色乳化液；没药与水共研成黄褐色乳化液，蟾酥断面粘水，表层呈泡沫状，继而因所含毒素溶解形成浮浊液。

6. 膨胀作用

某些药材如胖大海、银耳、燕窝、哈士蟆油等，能迅速吸收大量水分，使其成数倍乃至数十倍膨胀。

7. 黏液作用

某些药材含黏液质，遇水膨胀并产生黏滑现象。如车前子、小通草、山药、石斛、菟丝子、冬葵子等遇水发黏，用手指捻有滑腻感。

8. 透甲作用

牛黄、禹粮石所含黄色物质与水调和后，涂于指甲上，将甲染黄，不易褪去，并有清凉感。

9. 其他现象

羚羊角水浸，有清香气而不发软，犀角入沸水具清香气而不腥，水牛角入沸水则有腥臭，血竭入水软化发黏但不溶解等。

二、水试在药材鉴别中的应用

1. 红花（菊科植物红花的干燥花）

用水浸泡后，水变成金黄色，花不褪色。

2. 番红花（鸢尾科植物番红花的干燥柱头）

浸泡于水中后，柱头膨胀呈长喇叭状，水面应有油状物漂浮，水被染成黄色，不显红色，无沉淀，用棒搅动，不易碎断，否则是伪品。

3. 秦皮

少许浸入水中，因其含有荧光物质七叶树苷和七叶树素，浸出液在日光下可见蓝色荧光。

4. 香加皮

水或乙醇浸出液，在紫外光下显紫色荧光，加稀盐酸荧光不变（与含杠柳总苷有关），加氢氧化钠溶液，产生黄绿色荧光（4-甲氧基水杨酸反应）。而五加皮无此反应。

5. 苏木

投入热水中，浸液呈鲜艳的桃红色透明液体，加酸（或醋）液体变为黄色，加碱（或石灰水）液体又变红色。

6. 姜黄

用热水或乙醇浸泡，呈鲜艳的橙黄色透明液体，加碱（或苏打水）液体变桃红色。

7. 熊胆

其粉末投入水杯中，可逐渐溶解而盘旋，有黄线下垂至杯底且不扩散。

8. 小通草

水泡后手摸有黏滑感；干品嚼之亦有黏滑感。

9. 南天仙子（水蓑衣）

水浸时，毛膨胀竖立，蓬松散开，黏性甚大，味淡而粘舌。而天仙子（茄科）无黏性，且味苦。

10. 葶苈子、车前子

加水浸泡后，种子黏滑且体积膨大。

11. 胖大海

热水浸泡后，体积膨大至原来的数十倍且呈絮状团。

12. 竹黄

天然竹黄沾到唾液后产生极强的吸舌力，而人工竹黄吸力较小且色泽多为纯一白色。天然竹黄水浸液对酚酞指示剂不显碱性，而人工竹黄显碱性反应，呈紫红色。

13. 乳香

加水研磨后成白色乳状液者为真品。

14. 没药

与水研磨形成黄棕色乳状液者为真品。

15. 青黛

取 0.5g 加水 10ml，振摇后放置片刻，水层不得显深蓝色，以此检查是否含有水溶性色素。

16. 儿茶

其水浸出液用火柴杆沾之，使轻微着色，待火柴杆干后，再浸入浓盐酸中，立即取出，于火焰附近加热后，杆上发生深红色，以此检查儿茶素。

17. 芦荟

芦荟的 1:100 水溶液 2ml，加等量饱和溴水，即有四溴芦荟混合苷的黄色沉淀生成。

18. 牛黄

取少许加清水调和，涂于指甲上，能将指甲染成黄色并经久不褪，俗称"挂甲"；入口则芳香清凉，味先苦而后微甜，嚼之不粘牙，可慢慢溶化。人工牛黄亦能"挂甲"，但入口后无清凉感，气微清香而略腥。

19. 石膏

取粉末 2g，于 140℃烘 20 分钟，加水 1.5ml 搅拌，放置 5 分钟，呈黏稠固体。因石膏加热失去一部分结晶水而成熟石膏，与水相遇，复变为生石膏而具有黏性。别的矿石则无此特性。

20. 银柴胡

正品水浸液无泡沫反应；而伪品山银柴胡水浸液有较强的泡沫反应。

21. 板蓝根

板蓝根为十字花科植物菘蓝的根。水煎液可显蓝色荧光。

22. 远志

取粉末 0.5g，加热水 10ml，用强力振摇 1 分钟，即生成持续性泡沫，并在 10 分钟内不消失，以此检查皂苷。

23. 白芷

取粉末 0.5g，加水 3ml，振摇后滤过，取滤液 2 滴，点于滤纸上，置紫外灯光下观察，显蓝色荧光。

24. 柴胡

取粉末 0.25g 放入试管内，加蒸馏水 5ml，冷浸 20 分钟后，滤过，取滤液强力振摇 5 分钟，有持久性泡沫产生，以此检查皂苷。

25. 重楼

因含甾体皂苷，其水浸液振摇后产生很多泡沫并且经久不散；而拳参含没食子酸而无皂苷之泡沫反应。

26. 天麻

隔水蒸后有臊臭味（马尿味）者为真品，且野生者较家种品味浓。另取天麻粉末 1g，加水 10ml，浸渍 4 小时随时振摇，滤过，滤液加碘试液 2 ~ 4 滴，呈紫红色或酒红色反应。

27. 阿胶、龟胶、鹿角胶

取少许胶类药材用热开水溶化后，其溶液透明，有甜香味，无沉淀，无异味，无浮油星。否则即有假。

28. 山药、茯苓、三七、贝母、虫草、鹿茸

此类药材用粮食粉末伪造者较多，用热水浸泡后，粮食铸制者会溶化，正品不溶化。

29. 燕窝

取本品浸水后柔软膨大，晶亮透明，轻压有弹性感为真品，同法试验，无此反应为伪品。

30. 蛤蟆油

取本品在温水中浸泡，体积膨胀 10 ~ 15 倍，形似棉花团为真品，同法试验，不呈棉花状为伪品。

附录 五 常用天然药物经验鉴别术语

中药包括植物、动物、矿物等多种基原，品种繁杂、形态各异。历代广大医药工作者在长期实践中把鉴别中药真伪优劣的经验，概括成形象生动、易懂易记的专业术语，是值得珍惜的一份宝贵财富。

一、植物部分

1. 珍珠疙瘩

指野山参稀疏参须上着生的瘤状突起，形似珍珠，习称"珍珠点"。

2. 核艼

指人参芦头上生的不定根，形似"枣核"的艼，为鉴定野山参特征之一。

3. 雁脖芦

指野山参干枯而坚实、呈扭曲细长的芦头，形似雁脖，故称"雁脖芦"。

4. 芦碗

指芦头上的圆形或半圆形的凹状根茎痕。如野生桔梗、人参等。

5. 芦头

指根类药材顶端的短根茎：如南沙参、奶参等。

6. 狮子盘头

指药材芦头膨大，具多数疣状突起的茎痕，形如"狮子盘头"。如党参等。

7. 蚯蚓头

指药材根头部尖锤状，有密集横向环纹，形似"蚯蚓头"。如防风。

8. 鹦哥嘴

指天麻（冬麻）一端有红棕色的芽茎残留，形状像"鹦哥嘴"。

9. 点状环纹

指天麻全体具密环菌寄生形成的"点状环纹"。

10. 肚脐眼

指天麻一端具圆盘状疤痕，似"肚脐眼"，故得此名。

11. 观音座莲

指松贝平放能端正稳坐，似观音座上的莲花状，故名"观音座莲"。

12. 怀中抱月

指松贝外层两鳞片大小悬殊，大鳞片呈心脏形，小鳞片镶嵌于大鳞片之中露出部分，似新月形，故称"怀中抱月"。

13. 虎皮斑

指炉贝表面具深黄色斑点，形似"虎皮斑"状。

14. 马牙状

指色白炉贝，形似"马牙"者。

15. 玉带腰箍

指毛慈姑（杜鹃兰）假球茎中腰部具2~3条微突起的环带，俗称"玉带腰箍"。

16. 扫帚头

指根类药材顶端具纤维状的毛，形似扫帚，如红柴胡、禹州漏芦等。

17. 穿蓑衣

指藜芦的顶端残留有棕毛状维管束，形如蓑衣。故有藜芦"穿蓑衣"之谓。

18. 戴斗笠

指禹州漏芦顶端具有许多丝状物（为叶柄维管束残存），故有"漏芦戴斗笠"之称。

19. 鸡爪

指川连根茎多簇生成束状分支，形似鸡爪，故名"鸡爪黄连"。

20. 过桥

指黄连根茎中间较细长光滑的茎杆，俗称"过桥"或"过江枝"。

21. 龙头凤尾

指用幼嫩铁皮石斛做成的"枫斗"，呈扭曲螺旋状，通常有2~4个旋纹，茎基残留短须的称"龙头"，茎梢较细的部分称"凤尾"，故称之为"龙头凤尾"。

22. 金钗

指金钗石斛，茎扁平，色金黄，两端较细，形似髻发上的"金钗"。

23. 连珠状

指巴戟天根，形似串起来的珠子，故称"连珠"。

24. 横环纹

指根类药材根头下着生致密的环状横纹。如西党参、奶参等

25. 沙眼

指银柴胡表面呈凹陷，小点状（内含沙子），习称"沙眼"。

26. 钉角

指盐附子周围突起的支根痕，俗称"钉角"。

27. 铜皮铁骨狮子头

指质优的田三七。

28. 虎掌

指虎掌天南星，块茎呈扁球形，由主块茎及多个附着的侧块茎组成，形似"虎掌"。

29. 棕眼

指天南星块茎周围密布麻点状根痕，习称"棕眼"。

30. 菊花心

指药材横切面具细密的放射状纹理，形似菊花，故称"菊花心"。如黄芪、甘草、

防风等。

31. 车轮纹

指药材横切面具稀疏放射状与射线相间排列呈车轮状纹理，故称"车轮纹"，如粉防己等

32. 罗盘纹

指商陆横切面呈异性维管排成数层同心环纹，俗称"罗盘纹"。

33. 云锦花纹

指何首乌横切面花纹如云锦（云朵）状，俗称"云锦花纹"或"云朵花纹"。

34. 锦纹

指优质大黄横切面有许多黄色、棕红色相互交错形成的星点状锦纹，俗称"锦纹"或"槟榔渣"。

35. 筋脉点

指天花粉横切面的维管束呈点状散在，俗称"筋脉点"。

36. 金心玉栏

指药材横切面皮部白色，木部黄色，称之"金心玉栏"或"金井玉栏"，如桔梗等：

37. 皮松肉紧

指药材横切面皮部疏松，木部结实，称之"皮松肉紧"，如质优的西党参、黄芪等：

38. 朱砂点

指药材横切面具红色的油点，习称"朱砂点"，如生晒术、苍术等。

39. 网状纹理

指根或根茎类药材除去外皮后，可见网状样纹理。如大黄、云木香、升麻等。

40. 吐丝

指菟丝子经水泡煮后种皮破裂，露出黄白色卷旋状的胚，形似"吐丝"。

41. 缩皮凸肉

指正品山柰皮皱缩，切面类白色、光滑细腻，中央略凸起，习称"缩皮凸肉"。

42. 细密网纹

指果实种子类药材，表面具"细密网纹"。如葶苈子等。

43. 金钱环

指香圆枳壳果实顶端花柱基痕周围有一圆圈环纹，俗称"金钱环"。

44. 网状皱纹

指果实种子类药材，表面具"网状皱纹"。如鸦胆子、紫苏子。

45. 蜘蛛网状

指关木通横切面导管与射线排列成"蜘蛛网状"。

46. 偏心环

指鸡血藤横切面可见半圆形的环，俗称"偏心环"。

47. 蚕形

指根或根茎类药材，形似"蚕"形。如野光参、蚕羌等。

48. 虾形

指蓼科植物拳参，呈扁圆柱形，密生细环纹，多弯曲如"虾"形，故名。

49. 钉刺

指多种海桐皮具有"钉刺"的特征。如刺楸、刺桐、樗叶花椒、朵椒、木棉等。

50. 竹节状

指根或根茎类药材，表面具"竹节状"。如竹节香附、竹节三七、竹节羌活等。

51. 粉性

指药材含丰富的淀粉，称"粉性"。如山药、天花粉等。

52. 柴性

指药材质地木质化，坚硬显"柴性"。如口防风、紫花前胡等。

53. 纤维性

指药材折断显露出不整齐的"纤维"。如秦皮、山合欢皮等。

54. 油润

指药材性油润，手握柔软，横切面常见油点。习称"油润"或"油性"。如当归、独活等。

55. 角质

指药材含大量淀粉，经蒸煮加工后淀粉糊化，断面呈"角质"状。如天麻、红参等。

56. 焦枯

指药材在加工干燥，或防治虫蛀熏炕过程中，操作不当发生的灼伤变"焦枯"者。

57. 吐糖

指含糖分药材因存放过久，或受气候影响，形成糖质外溢而变色者，称之"吐糖"。如枸杞子等。

58. 冲烧

指药材堆码不当，出现发热"冲烧"。如红花等。

59. 糠心

指块根药材因加工烘烤不当，出现中空"糠心"现象。如白术、山药等。

60. 糊头

指川木香加工干燥后，根头多具焦黑糊状物，俗称"糊头"。

61. 浦汤花

指杭菊花蒸花时，沸水上漫，烫熟了的菊花，习称"浦汤花"

62. 干货

指药材的干湿度，以传统经验公认干燥度为准，所含水分，以不致导致霉烂变质为准。

二、动物及矿物部分

1. 通天眼

指羚羊角无骨塞部分中心有一条扁三角形小孔，直通尖顶，俗称"通天眼"。顶尖并可见"血斑"。为鉴别羚羊角主要特征。

2. 水波纹

指羚羊角表面轮生环节，顺凹凸处顺序环生，光滑自然，直达近尖部，习称"水波纹"。

3. 骨塞

指羚羊角基部骨塞角肉镶嵌紧密，生长自然，似桃形者的"骨塞"。

4. 独挺

指未分岔的独角鹿茸，多为二年幼鹿的初生茸，故称"独挺"，又名"一棵葱"。

5. 大挺

指各种鹿茸较粗长的主干:

6. 门桩

指鹿茸第一个分支。

7. 二杠茸

指梅花鹿茸具一个侧支者，习称"二杠"，具两个侧支者习称"三杈"。

8. 挂角

指二杠再稍长，大挺超过门桩二寸左右，名"挂角"。

9. 单门、莲花、三叉

指马鹿茸具一个侧枝者，习称"单门"，两个称"莲花"，三个称"三岔"、四个称"四岔"，余类推。

10. 二茬茸

指割取二杠茸后，当年再生的茸。故称"二茬茸"。

11. 拧嘴

指鹿茸大挺的顶端，初分岔时，顶端嘴头扭曲不正者。习称"拧嘴"。

12. 抽沟

指鹿茸大挺不饱满，抽缩成沟形者。习称"抽沟"。

13. 珍珠盘

指鹿角基部形成一圈突起的疙瘩。习称"珍珠盘"。

14. 乌皮

指梅花鹿茸加工不当，出现部分表皮变成乌黑色，称之"乌皮"。

15. 棱纹、棱筋、骨豆

指鹿茸逐渐变老硬的过程，多在鹿茸的下部开始出现棱纹、棱筋、骨豆等老化现象。故称"棱纹"、"棱筋"、"骨豆"。

16. 骨化圈

指鹿茸锯口的周围、靠皮层处有骨质化的一圈:称之"骨化圈"。

17. 老毛杠

指三、四岔以上的马鹿茸，快成鹿角者，但未脱去茸皮。习称"老毛杠"。

18. 冒槽

指鉴别单个麝香用特制槽针插入麝香囊内，沿四周探测有无异物抵触。抽出槽针时可见香仁先平槽然后冒出槽面，习称"冒槽"。

19. 当门子

指麝香黑色颗粒状者，习称"当门子"。

20. 银皮

指麝香囊内层灰白色很薄的皮膜，习称"银皮"。

21. 金珀胆

指熊胆胆仁呈块状、颗粒状、稠膏状，黄色似琥珀者，习称"金珀胆"或"金胆"。

22. 菜花胆

指熊胆黄绿色的称"菜花胆"。

23. 墨胆

指熊胆黑色或墨色的称"墨胆"。

24. 油胆

指熊胆稠膏状的称"油胆"。

25. 乌金衣

指牛黄外表橙红色或棕黄色，个别表面挂有黑色光亮薄膜，习称"乌金衣"。

26. 挂甲

指鉴别牛黄时，取牛黄少许，沾水涂于指甲上，能将指染成黄色，不易擦掉，习称"挂甲"或"透甲"。

27. 人工牛黄

指粉末状人工合成牛黄。

28. 同心层纹

指动物结石类药材，横断面可见环状同心层纹。是结石逐步形成的，习称"同心层"。如牛黄、珍珠、猴枣、马宝、狗宝等。

29. 珠光

指珍珠彩色光晕，故称"珠光"。

30. 马头、蛇尾、瓦楞身

指海马的头像"马头"、身呈"瓦楞状"，尾似"蛇尾"，故概括为"马头、蛇尾、瓦楞身"。

31. 龙头虎口

指蕲蛇头扁平三角形，吻端向上，口较宽大，习称"龙头虎口"。

32. 方胜纹

指蕲蛇背部密被菱形鳞片，具有纵向排列的 24 个方形灰白花纹，习称"方胜纹"。

33. 念珠斑

指蕲蛇腹部白色大鳞片，杂有多数黑斑，习称"念珠斑"。

34. 佛指甲

指蕲蛇尾端一个长三角形侧扁的鳞片，习称"佛指甲"。

35. 屋脊背

指乌梢蛇背脊高耸成屋脊状，习称"屋脊"或"剑脊"背。

36. 虫瘿

指五倍子蚜虫寄生于盐肤木等树上叶轴或叶柄上形成的囊状"虫瘿"；没食子蜂寄生于没食子树幼枝上所生的"虫瘿"。

37. 白颈

指广地龙第14～16环节的生殖带，呈黄白色，习称"白颈"蚯蚓。

38. 粘舌

指一些药材具有吸湿性，以舌舔之，可吸舌，故称"粘舌"。如龙骨、龙齿、天竺黄等。

39. 钉头

指钉头赭石，外表具多数乳状突起，俗称"钉头赭石"。

40. 镜面砂

指选用优质朱砂用刀剔成薄片，以色艳红透者称"红镜"，色乌红者称"青镜"，统称"镜面砂"。

41. 豆瓣砂

指颗粒状朱砂，色红艳、光亮，形似豆瓣，故称"豆瓣砂"。

42. 朱宝砂

指朱砂颗粒小者，称"朱宝砂"，更小者为"米砂"。